GUIDE

DE

L'HYPNOTISEUR

ÉMILE COLIN. — IMPRIMERIE DE LAGNY

GUIDE

DE

L'HYPNOTISEUR

PAR

LE DOCTEUR GÉRARD

DEUXIÈME ÉDITION

PARIS

LIBRAIRIE ACADÉMIQUE DIDIER

PERRIN ET Cie, LIBRAIRES-ÉDITEURS

35, QUAI DES GRANDS-AUGUSTINS, 35

—

1891

GUIDE
DE
L'HYPNOTISEUR

CONSEILS AUX DÉBUTANTS

Avant d'aborder la série des expériences, nous croyons nécessaire de donner quelques conseils aux débutants, qui voudront bien se laisser guider par nous, et s'en rapporter à notre longue pratique des choses de l'hypnotisme.

Avant tout, nous nous empressons de déclarer que les expériences hypnotiques, à *l'état de veille,* — c'est-à-dire sans provoquer le *sommeil nerveux,* — sont absolument exemptes de danger. Il arrive, il est vrai, que certains sujets, particulièrement sensibles et impressionnables, éprouvent, après qu'on a opéré sur eux, une lassitude plus ou moins prononcée, et une surexcitation anormale ; mais rien n'est plus facile que de faire disparaître ce malaise, qui se dissiperait, d'ailleurs, de lui-même.

Il suffit pour cela, le sujet se tenant soit debout, soit assis, de masser assez énergiquement les bras et les jambes, — en commençant au niveau des épaules, et en descendant jusqu'au dessous des mollets. On souffle, ensuite, fortement sur le front, en même temps qu'on évente celui-ci, d'un mouvement rapide, avec les deux mains préalablement réunies à la hauteur du nez, par leur face dorsale.

Une ou deux minutes suffisent toujours

pour faire cesser toute surexcitation nerveuse.

Toutefois, si, dans le courant de la nuit suivante, cet état anormal se reproduisait, il n'y aurait lieu d'y attacher aucune importance, car il serait dû uniquement à l'impression produite sur l'imagination du sujet par les phénomènes bizarres dont il aurait été le témoin le plus directement intéressé.

DU CHOIX DES SUJETS

Les débutants sont naturellement portés, après un certain nombre d'essais infructueux, d'échecs constants, à jeter le manche après la cognée, et à considérer les hypnotiseurs comme des charlatans, comme des imposteurs. Dans ces conditions, — et pour éviter des déboires à ceux qui voudront bien s'inspirer de notre méthode, — nous leur conseillons de s'attacher à choisir, pour leurs premières expériences, des personnes dont le physique semble indiquer qu'elles seront de bons sujets.

En thèse générale, les gens bruns, d'un tempérament nerveux-sanguin, sont les plus faciles à hypnotiser. Mais, dans cette catégorie, comme dans toutes les autres, les jeunes femmes et les jeunes filles occupent la première place. D'autre part, les habitants des villes sont incomparablement plus *sensibles* que ceux des campagnes, et cela s'explique aisément par la différence de vie qu'ils mènent. Les bals, les plaisirs de toutes sortes, la lecture des romans, etc., ont une action continuelle sur l'imagination et, conséquemment, sur l'impressionnabilité des premiers, ce qui, nous n'avons pas besoin de le dire, n'est pas le cas pour les seconds.

Quant à la période de l'existence la plus propice, elle est comprise entre quinze et trente ans. Pourtant, il ne s'ensuit pas que les personnes plus jeunes ou plus âgées soient réfractaires à l'influence hypnotique : nous avons, pour notre part, opéré sur des enfants et sur des vieillards, avec un plein succès ; mais, nous devons avouer que, parmi eux, la proportion des sujets est d'autant plus faible qu'on s'éloigne davantage des deux limites que nous venons d'indiquer, comme règle générale.

DES

DIVERSES CATÉGORIES DE SUJETS

Quelques auteurs, s'inspirant beaucoup plus, selon nous, de la théorie que d'une longue pratique, affirment que la proportion des personnes susceptibles d'être hypnotisées est de 15 0/0. Il nous est impossible de tomber d'accord avec eux, quelle que soit l'autorité dont ils jouissent dans le monde savant, et nous ne pouvons admettre que leurs statistiques soient basées sur l'expérimentation, à moins de supposer qu'ils ont eu la main malheureuse, ou que leurs procédés sont très en retard sur ceux qu'on emploie, à peu près partout, aujourd'hui. Il reste, il est vrai, une dernière hypothèse : ces messieurs ont, peut-être, opéré sur une quantité donnée de personnes, sans tenir aucun compte ni de l'âge, ni du sexe, ni du tempérament.

En ce qui nous concerne, nous ne craignons pas d'avancer que, de quinze à trente ans, les femmes sont hypnotisables dans la proportion de 50 0/0, et les hommes dans celle de 35 0/0.

Ce n'est pas là une affirmation faite à la légère, puisqu'elle est le résultat mathématique de dix années de pratique.

A vrai dire, nous ne faisons aucune difficulté pour avouer que, parmi les personnes *sensibles*, il en est qui le sont plus ou moins, et nous ne saurions trop recommander aux débutants de procéder, pour leurs premières expériences, à une sélection rigoureuse. S'il ne leur est pas possible de se faire la main sur des sujets déjà entraînés, — chose assez facile dans les grands centres, où passent fréquemment des hypnotiseurs de profession, — ils doivent s'en tenir, pendant quelque temps, à des sujets particulièrement sensibles, et répéter souvent sur eux toute une série d'expériences.

Quand, après ce travail d'apprentissage, ils seront arrivés à un degré de perfection relative, ils pourront s'attaquer à des sujets beaucoup moins sensibles, qu'ils amèneront aisément, grâce à un peu de persévérance, à être de bons sujets.

Il nous reste à expliquer comment se manifestent les divers degrés de sensibilité, et, pour mieux nous faire comprendre, nous renvoyons nos lecteurs à la première expérience, intitulée : « Imposition des mains... »

Chez les sujets entraînés depuis longtemps, l'application des mains sur les deux omoplates produit, *instantanément*, un violent recul du sujet, quand il ne le fait pas tomber en état complet de catalepsie. Pour le faire sortir de cet état, *absolument exempt de danger*, il suffit de recourir au moyen que nous avons indiqué précédemment pour dissiper la fatigue et la surexcitation nerveuse : souffler sur le front, et masser vigoureusement les bras et les jambes. Au bout de quelques secondes, le sujet est complètement dégagé, et on peut tenter sur lui les expériences qu'on n'a pas réussies sur d'autres.

Les personnes sur lesquelles on provoque ainsi involontairement la catalepsie sont peu nombreuses, et nous jugeons inutile de nous occuper plus longuement des incidents, — nous disons *incidents*, et non *accidents*, — que peut provoquer leur hypnotisation.

Quand on a affaire à des sujets *très sensibles*, mais qui n'ont encore subi aucun entraînement, l'application des mains sur les omoplates provoque, *presque immédiatement*, un mouvement du corps en arrière.

Enfin, ce phénomène d'attraction en arrière, — qui peut, parfois, être remplacé par un tremblement nerveux, et même par un fourmillement dans les membres, ainsi que nous l'expliquerons plus loin, — se produit également chez les personnes simplement *sensibles*, mais après un contact plus prolongé.

Pour éviter aux débutants des tentatives infructueuses et, conséquemment, de la fatigue inutile, nous les engageons à ne pas continuer leurs essais sur les gens qui, au bout de deux ou trois minutes de contact, n'éprouvent aucun des phénomènes que nous avons énumérés.

Pourtant, s'ils ont quelques raisons pour

croire que ceux sur lesquels ils opèrent sont des sceptiques, tout prêts à déclarer qu'ils n'éprouvent rien, pour ne pas avouer qu'ils ont eu tort de nier le fluide magnétique, nous leur conseillons de faire un effort supplémentaire qui peut leur valoir un éclatant succès. Il est, en effet, établi aujourd'hui, par l'expérience, que les sujets *sensibles* qui opposent la résistance la plus acharnée à l'envahissement du fluide, ne sont plus qu'un jouet entre les mains de l'hypnotiseur, dès que leur résistance est brisée. Les efforts musculaires qu'ils ont faits, pour reculer autant que possible le moment de s'avouer vaincus, ont eu pour résultat d'anéantir presque complètement leurs forces et leur énergie.

CHACUN PEUT-IL HYPNOTISER?

A cette question, nous répondons catégoriquement, et sans la moindre hésitation : oui ! De ce que certaines personnes sont rebelles à l'action hypnotique, il ne faut pas en déduire que ces mêmes personnes ne possèdent pas, au même titre que d'autres, le fluide magnétique.

A l'appui de cette affirmation, il nous suffira de citer le cas des hypnotiseurs de profession, qui, en dépit de nombreuses tentatives dans ce but, ne sont jamais parvenus à s'hypnotiser les uns les autres. Et, pourtant, ceux-là opèrent avec la plus grande facilité sur les sujets tant soit peu sensibles.

Nous ne prétendons pas, bien entendu, qu'un petit enfant puisse réussir à hypnotiser un adulte ; mais, d'autre part, nous ne craignons pas d'avancer qu'une personne adulte, et jouissant d'une bonne santé, peut opérer, avec chances de succès, sur n'importe qui.

De même que l'électricité réside dans tous les corps de la nature, à l'état latent, n'attendant qu'une occasion pour manifester sa présence, — de même le fluide magnétique est répandu dans l'organisme de tous les êtres vivants, comme il l'est peut-être aussi dans la matière inerte.

En effet, est-il possible d'admettre qu'un don que possèdent un grand nombre d'animaux, d'ordre relativement très inférieur, ait été refusé à l'homme ? L'influence que les serpents exercent sur les oiseaux, en les obligeant à venir, d'eux-mêmes, se mettre à portée de leur gueule ; celle que les faucons, les buses et autres rapaces, exercent sur d'autres oiseaux dont ils paralysent les mouvements ; celle, enfin, du chien *arrêtant* le gibier, sont, sous des noms divers, une seule et même forme d'hypnotisation.

Ces animaux agissent par la fascination, et sans contact immédiat avec leurs victimes. Mais, de ce que nous n'employons pas la fascination dans nos procédés, on aurait tort d'en conclure qu'elle n'est pas d'une efficacité absolue. Il existe, en effet, une école d'hypnotiseurs-fascinateurs, et nous ne faisons aucune difficulté pour reconnaître que leurs expériences produisent toujours sur les assistants une bien plus forte impression que les nôtres. Seulement, il y a un abîme entre leur système et celui que nous employons : tandis que nous laissons toujours libre le cerveau de nos sujets, — ce qui leur permet non seulement d'avoir conscience de ce que nous leur faisons faire contre leur volonté, mais encore de ne rester étrangers à rien de qui se passe autour d'eux, — ceux des fascinateurs perdent immédiatement leur libre arbitre, et ne sont plus que des automates entre les mains des opérateurs.

Il y a, d'ailleurs, une autre raison, beaucoup plus sérieuse, qui nous empêche de préconiser la fascination, c'est qu'elle peut provoquer des accidents fort graves : on a vu des personnes qui s'étaient prêtées aux expériences d'hypnotiseurs-fascinateurs être, par la suite, attirées par des objets brillants (les lanternes des voitures, par exemple), ce qui les exposait à se faire écraser, à chaque instant, dans les rues. D'autres, chose plus bizarre, en arrivaient à se fasciner elles-mêmes, en se regardant dans une glace, pendant leur toilette, ou dans toute autre circonstance analogue.

DERNIERS CONSEILS

Bien que, théoriquement, les expériences d'hypnotisme puissent être faites à toutes les températures, nous devons déclarer que, à tous les points de vue, il est préférable d'y procéder, en hiver, dans une pièce assez chaude. L'été, au contraire, on doit rechercher une chaleur tempérée, uniquement, il est vrai, pour s'éviter de la fatigue.

Les débutants ne sont déjà que trop portés, naturellement, à se fatiguer outre mesure, alors qu'ils pourraient parfaitement s'en dis penser. Il serait à désirer que tous se pénétrassent de cette vérité, qu'ils doivent *vouloir* réussir, et faire plutôt des efforts de volonté que des efforts physiques, ceux-ci pouvant leur nuire considérablement en les obligeant à se reposer, alors qu'ils n'ont encore obtenu que des résultats partiels.

Le vieux proverbe : « En forgeant, on devient forgeron », s'applique admirablement à l'hypnotiseur : quand il a pratiqué pendant un certain temps, quand il s'est, en quelque sorte, fait la main, il peut opérer, toute une soirée, sans éprouver une fatigue exagérée, alors même qu'il aurait affaire à des sujets d'une faible sensibilité.

En général, c'est après le dîner qu'on est porté à faire des expériences d'hypnotisme ; or, nous devons bien recommander à tous ceux qui veulent s'y livrer — et nous nous adressons aussi bien aux opérateurs qu'aux sujets — de ne pas faire un repas trop copieux, car ils seraient exposés à éprouver du trouble dans leur digestion, et même un commencement de congestion intestinale.

Tels sont les conseils que nous devions à ceux qui voudront bien adopter notre méthode. S'ils s'y conforment, nous leur prédisons un succès certain.

ESSAI DES SUJETS

IMPOSITION DES MAINS

L'opérateur s'approche du sujet dont il veut éprouver la sensibilité, et lui applique, entre les deux épaules, la main droite largement ouverte, de telle sorte que le pouce se trouve à gauche de la colonne vertébrale, tandis que la paume de la main et les quatre autres doigts en occupent la droite, aussi près que possible de la base du cou. Il exerce aussitôt une pression moyenne, et attend.

Parfois, au bout de quelques secondes, le sujet éprouve une forte sensation de chaleur à l'endroit occupé par la main de l'hypnotiseur, et cette sensation se propage rapidement, envahissant successivement toute la région dorsale et lombaire. En même temps, il se sent attiré violemment en arrière, et, s'il n'était retenu par la main de l'opérateur, il marcherait aussitôt à reculons, et pourrait même tomber de tout son long.

Dans certains cas, et quand on a affaire à des personnes d'une extrême sensibilité (au point de vue hypnotique, bien entendu), ou à des sujets depuis longtemps entraînés, l'imposition seule de la main peut amener une catalepsie générale qui — nous nous empressons de le dire — ne présente pas le moindre danger, et que l'on fait disparaître instantanément en soufflant fortement sur le front du sujet.

Mais ces cas sont assez rares — surtout chez les personnes que l'on hypnotise pour la première fois, pour que nous n'y insistions pas

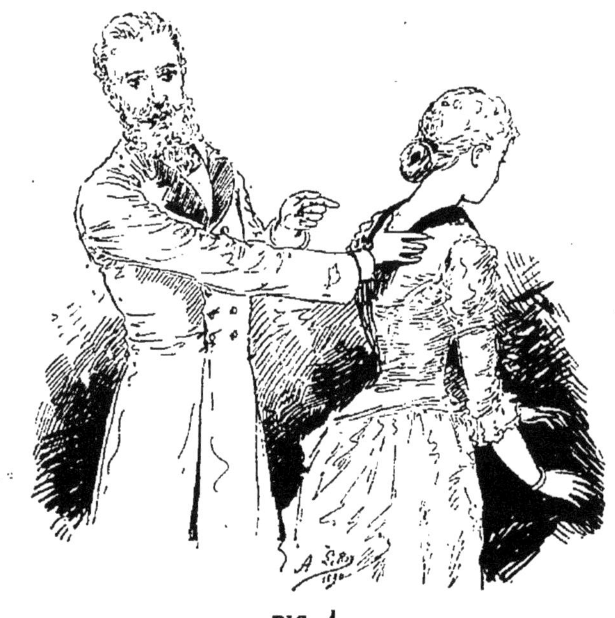

FIG. 1.

Quand la seule application d'une main entre les omoplates produit sur-le-champ les deux phénomènes de *sensation de chaleur* et d'*attraction* en arrière, l'opérateur peut se réjouir, car il se trouve en présence d'un véritable sujet qui lui donnera toute satisfaction pour la série entière des expériences. Malheureusement, ces résultats ne s'obtiennent, au début, que sur un nombre assez restreint de sujets, sur ceux, en un mot, que nous rangeons dans la catégorie des *très sensibles*.

Nous devons donc reprendre l'expérience au point où nous l'avons laissée, c'est-à-dire au moment où l'hypnotiseur a appliqué sa main droite entre les épaules de celui ou de celle qui veut bien se prêter à ses essais. Après qu'il a ainsi légèrement comprimé la base du cou, si le sujet accuse une faible sensation de chaleur, l'opérateur doit recourir à ses deux mains pour activer l'envahissement du corps par le fluide magnétique. Dans ce but, il réunit ses deux pouces sur l'une des premières vertèbres dorsales, tandis qu'il appuie le reste de ses mains sur les deux omoplates. Aussitôt après, — les pouces et la base des paumes des mains restant fixes, — il fait exécuter, par ses doigts libres, un rapide mouvement de titillation sur les muscles qui recouvrent les omoplates.

Au bout de quelques instants, si le sujet est simplement *sensible*, la chaleur qu'il éprouvait au début, sous les mains de l'opérateur, se propage dans toute la région dorsale et lombaire, et il se retourne instinctivement, convaincu que son hypnotiseur cherche à l'attirer, de force, en arrière.

C'est là une illusion qui se produit constamment; mais nous verrons tout à l'heure que, pour les expériences proprement dites, l'attraction en arrière se produit sans aucune espèce de contact entre l'hypnotiseur et le sujet.

Parfois, l'hypnotisation se manifeste par des phénomènes d'un autre genre : tantôt le sujet éprouve un fourmillement très prononcé dans le dos, dans les bras, et jusque dans les membres inférieurs, surtout dans les mollets; tantôt les jambes sont le siège d'un violent tremblement.

Mais, quelle que soit la forme sous laquelle se manifeste l'envahissement du sujet par le fluide magnétique : sensation de chaleur, fourmillements ou tremblements, le résultat définitif est le même : l'opérateur a découvert un bon sujet.

Il doit renoncer à cette joie si, après avoir expérimenté pendant cinq minutes les procédés que nous venons de décrire, la personne qui se soumet à ces essais n'a éprouvé aucun des symptômes que nous avons énumérés. Celle-là doit être rangée dans la catégorie des réfractaires, bien que, à notre humble avis, on puisse arriver à hypnotiser, avec du temps et de la persévérance, les individus les plus rebelles, en apparence, à l'action hypnotique...

Voilà donc l'hypnotiseur en présence d'un

sujet sensible ou très sensible. Il pourrait, dès lors, aborder avec succès la plupart des expériences. Mais, pour rendre celles-ci plus sûres, et afin de lui éviter tout mécompte, nous lui conseillons de briser la résistance des membres inférieurs comme il a déjà brisé celle de la partie supérieure du corps. Dans ce but, il doit procéder à l'essai de la flexion des genoux.

FLEXION DES GENOUX

Le sujet se tenant toujours dans la position verticale, l'hypnotiseur lui applique la main droite au niveau des dernières vertèbres lombaires, le pouce à gauche de la colonne vertébrale, et le reste de la main à droite. S'il s'agit d'une dame, l'opération est un peu plus délicate, sinon plus difficile, à cause de la présence du corset et de la « tournure ». Néanmoins, dans ce cas, nous conseillons d'appliquer assez fortement la main sur une partie quelconque de la région lombaire, mais sans s'écarter de la ligne médiane et des principes généraux que nous recommandons pour l'homme, et le résultat sera quand même satisfaisant.

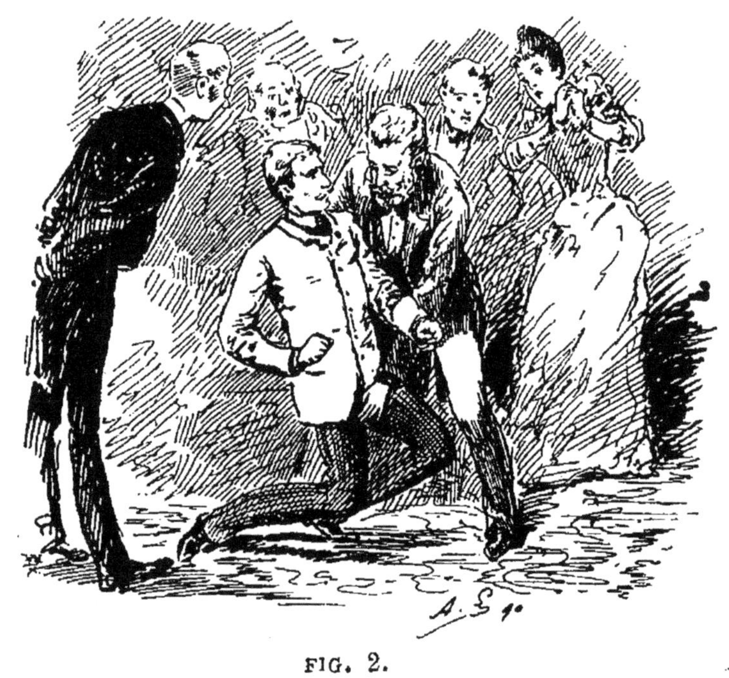

FIG. 2.

Dès que l'opérateur a appliqué sa main droite (il peut aussi bien employer la gauche pour toutes les expériences, et c'est à lui de juger s'il lui est plus commode de se servir de l'une ou de l'autre); dès que, disons-nous, il a appliqué une main sur les vertèbres lombaires, il présente l'autre, ouverte, et les doigts écartés, en face des genoux, à une distance de dix à quinze centimètres.

Avec celle qu'il tient sur les lombes, il exécute une titillation sur les muscles correspondants, tandis qu'il rapproche *lentement* ses doigts de l'intérieur de l'autre main, comme s'il voulait la fermer, mais sans aller jusqu'au contact. Puis, aussitôt après, il étend de nouveau les doigts. (Dans le mouvement de flexion de ces derniers, l'opérateur semble vouloir attirer les genoux vers sa main.)

Il renouvelle cette gymnastique des doigts jusqu'au moment où le sujet, qu'il a invité à ne marcher ni en avant, ni en arrière, éprouve des fourmillements dans les jambes, se soulève insensiblement sur la pointe des pieds, et finit, malgré une résistance opiniâtre, par tomber brusquement à genoux. Cette chute est même parfois si rapide, que l'hypnotiseur doit la surveiller et retenir le sujet pour éviter que le choc soit trop violent.

Quand les sujets sont d'une sensibilité un peu supérieure à la moyenne, nous employons un procédé moins fatigant pour obtenir la flexion des genoux.

Nous invitons le sujet à appliquer les paumes de ses mains sur les nôtres, en lui recommandant de bien résister, mais de ne pas marcher. Nous nous inclinons ensuite légèrement, et nous regardons fixement dans la direction des genoux du sujet. En même temps, nous avons soin de tirer faiblement, mais d'une façon continue, sur les mains du sujet, de manière à lui faire perdre insensiblement l'équilibre en déplaçant son centre de gravité.

Le sujet, ne se rendant pas bien compte de ce qui se passe, et se sentant attiré en avant, raidit fortement ses membres inférieurs pour résister à la force attractive; mais sa résistance est d'autant plus courte qu'elle a été plus énergique, et il ne tarde pas à tomber à genoux.

Pour obtenir les importants résultats que nous venons de faire connaître, résultats dont dépendent toutes les expériences que nous allons décrire, l'hypnotiseur a parfois besoin de déployer une grande dose d'énergie et de ne pas se laisser décourager par un premier insuccès. Il doit bien se pénétrer de cette vérité que les sujets sensibles à l'influence hypnotique tombent d'autant plus facilement à sa merci qu'ils ont opposé, au début, une plus grande résistance. Enfin, il doit *vouloir* réussir, et, comme nous l'avons déjà dit, dépenser plus de force de volonté que de force physique.

Si, après ces expériences préliminaires qui sont, de beaucoup, les plus fatigantes tant pour l'opérateur que pour le sujet, ce lui-ci éprouvait le besoin de se reposer, il n'y aurait à cela aucun inconvénient; on pourrait même le *dégager* par un massage et en lui soufflant sur le front, ce qui ne l'empêcherait pas d'avoir acquis un entraînement suffisant pour réussir sur lui les expériences que nous allons aborder sans plus tarder.

ATTRACTION ET RÉPULSION

ATTRACTION AVEC CONTACT

Le sujet se tenant debout, l'hypnotiseur lui applique les mains sur les deux omoplates, comme il l'a déjà fait pour l'essayer. Dès que la sensation de chaleur, le fourmillement ou le tremblement, s'est manifesté, il retire *très lentement* ses mains, en les faisant glisser, avec une légère pression, jusqu'au bas des omoplates. Il les remet ensuite à leur place primitive, pour les faire glisser de nouveau, sur-le-champ. Il recommence plusieurs fois cette opération avec la volonté bien arrêtée d'attirer à lui le sujet. Bientôt, le buste de celui-ci tend à s'incliner en arrière, et, après avoir repris plusieurs fois son équilibre, il finit par ne plus pouvoir le retrouver, tout le corps se sentant maintenant attiré vers l'hypnotiseur.

Il ne reste plus à ce dernier qu'à s'éloigner lentement du sujet, en tenant ses mains ouvertes à une faible distance des épaules de l'hypnotisé, et en se reculant au fur et à mesure que le sujet est attiré vers lui par une force à laquelle il ne peut pas résister.

Au bout de très peu de temps, l'opérateur peut se placer à un mètre — et encore plus loin s'il le désire — du sujet, une main étendue dans une direction quelconque, et l'hypnotisé prend aussitôt cette direction, et se rapproche de l'hypnotiseur dès que celui-ci s'éloigne. Il le ferait même à une allure relativement considérable.

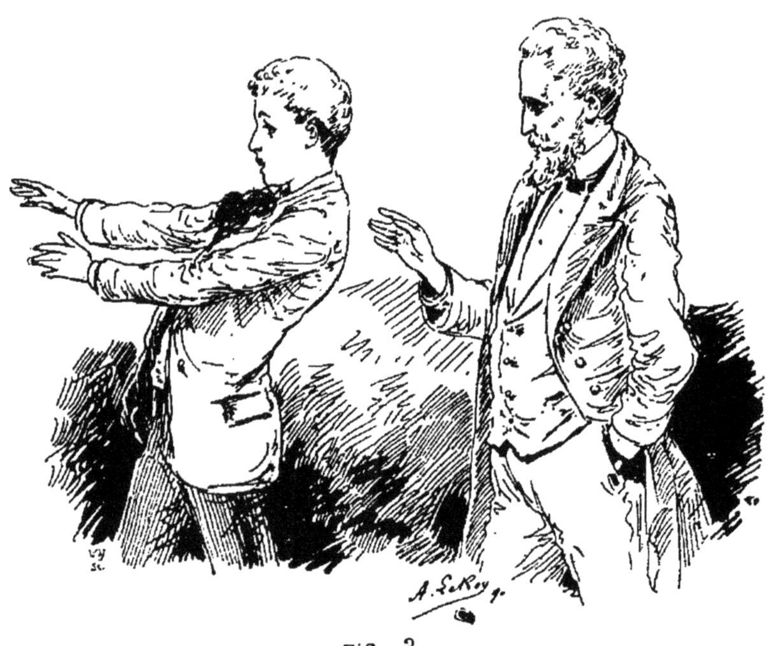

FIG. 3.

A partir de ce moment, le sujet ne s'appartient plus, et l'opérateur peut faire de lui tout ce qu'il désire, et procéder, par exemple, aux expériences d'*attraction à distance*.

ATTRACTION A DISTANCE

L'hypnotiseur invite son sujet à aller se placer à une certaine distance et à lui tourner le dos. S'il y a, par exemple, plusieurs pièces en enfilade, il peut très bien l'envoyer à l'extrémité de la dernière, à la condition, toutefois, qu'il le verra entièrement. Il doit avoir soin, pour hâter la réussite de l'expérience, de lui recommander de résister de toutes ses forces pour ne pas marcher en arrière.

Pour rendre l'opération encore plus concluante, l'hypnotiseur prévient les personnes présentes qu'elles peuvent, tout à leur aise, se mettre à côté du sujet, lui parler, le plaisanter, le taquiner de toutes les façons, en un mot chercher à le distraire.

Puis, il se croise les bras, fixe le sujet, de préférence sur la nuque, et, étranger à tout ce qui se passe autour de lui, cherche, par un effort soutenu de volonté, à attirer vers soi l'hypnotisé. En général, au bout d'une ou deux minutes, celui-ci éprouve à la partie supérieure du dos une sensation semblable à celle qu'il éprouvait quand l'opérateur faisait glisser lentement ses mains sur ses omoplates. Il lui semble qu'une sorte d'aimant l'attire en arrière. Il se raidit et fait part à ceux qui l'entourent de ce qui se produit en lui. Bientôt, son buste tend à se balancer d'avant en arrière, et, pour se remettre d'aplomb, il recule d'un pas.

Sans abandonner son idée fixe d'attirer le

sujet jusqu'à lui, l'hypnotiseur peut le plaisanter et lui dire, par exemple, ceci : « Allons, allons, il n'y a que le premier pas qui coûte ! »

Cette phrase, ou toute phrase équivalente, a, en général, pour résultat de pousser le sujet à se raidir davantage, et à faire un effort désespéré pour rester immobile. C'est là, empressons-nous de le dire, un excellent résultat pour l'opérateur, car, dès que l'hypnotisé aura fait un nouveau pas en arrière, il sera complètement décontenancé et n'opposera plus qu'une résistance insignifiante, qui ira en diminuant de plus en plus.

Dès que la marche à reculons est nettement commencée, l'expérimentateur n'a plus qu'à laisser le sujet se rapprocher de lui, et il le fait toujours avec une vitesse d'autant plus grande qu'il s'éloigne davantage de son point de départ.

Quand il a parcouru un tiers environ de

l'espace qu'il a à franchir ainsi à la façon des écrevisses, l'hypnotiseur peut inviter les personnes présentes à saisir le sujet au passage et à chercher à l'empêcher de marcher. Quelques-unes d'entre elles prennent donc l'hypnotisé par les bras ou par ses habits, et s'efforcent de le retenir ; mais celui-ci, se sentant attiré par une force invincible, se dégage brusquement — il le ferait même brutalement — et il entraînerait au besoin ceux qui essayent de l'empêcher de reculer.

Une particularité intéressante, que nous ne chercherons pas à expliquer : dans sa marche en arrière, quelle qu'en soit la vitesse, le sujet ne court aucun risque de tomber, pourvu, toutefois, qu'on ait soin de ne laisser aucun obstacle sur le chemin qu'il a à parcourir. Il retrouve toujours l'équilibre, si un mouvement de recul trop violent a commencé à le lui faire perdre.

Dans le dernier tiers de l'espace qu'il a à

franchir, le sujet ne résiste plus du tout à la force mystérieuse qui l'entraîne, et on dirait qu'il a hâte d'arriver au but. Enfin, quand il est à portée de l'opérateur, celui-ci étend les bras et l'arrête. Puis, il lui souffle sur le front, et lui laisse prendre quelques instants de repos.

Parfois, quand le sujet n'est pas d'une très grande sensibilité, ou qu'il n'a pas été suffisamment entraîné par les expériences précédentes, l'hypnotiseur doit modifier légèrement sa façon de procéder. Au lieu de se croiser les bras, il les étend dans la direction du sujet, puis il ramène ses mains vers sa poitrine, d'un mouvement assez lent. Ce mouvement représente assez bien le geste que l'on fait pour appeler quelqu'un placé à une certaine distance; seulement, dans le cas qui nous occupe, on emploie les deux mains et on ne les élève pas plus haut que la poitrine.

Dans quelques cas fort rares, et qui sont, la plupart du temps, la conséquence d'une préparation imparfaite du sujet, cette expérience d'attraction à distance ne réussit pas du premier coup. Quand il en est ainsi, l'hypnotiseur ne doit pas craindre d'aller appliquer de nouveau ses mains, pendant quelques instants, sur les omoplates du sujet, de façon à compléter l'entraînement ; il s'aperçoit que son but est atteint quand il a obtenu l'attraction avec contact. Dès lors, il peut regagner sa place et procéder comme nous l'avons indiqué plus haut. Il réussira sûrement.

UN BAISER DONNÉ A CONTRE-COEUR

Voici une expérience d'attraction à distance, qui amuse toujours beaucoup les assistants, et qui ne présente pas la moindre difficulté. Il s'agit, pour l'opérateur, de forcer une dame à venir l'embrasser. Pour que le succès soit complet, il doit s'attacher à choisir de préférence une personne qui passe pour incapable d'embrasser un monsieur qui lui est plus ou moins étranger, et, nous n'avons pas besoin de le dire, qui ait déjà été essayée et reconnue sensible.

L'hypnotiseur s'éloigne d'elle et lui dit, sans autre forme de procès : « Mademoiselle (ou madame), vous seriez bien aimable de venir m'embrasser. » Le sujet rougit, proteste et déclare nettement qu'il refuse de faire cette corvée.

— Eh bien! reprend l'opérateur, j'ai le regret de vous dire que je veux que vous veniez m'embrasser — et que vous y viendrez, si peu agréable que cela puisse vous être.

Aussitôt, il commence à fixer la dame avec la ferme détermination de la forcer à venir à lui. Peu importe que le sujet soit assis ou debout, isolé ou non. Sous le regard perçant de l'hypnotiseur, il détourne les yeux et la tête elle-même, mais cela non plus n'a aucune influence sur le résultat final. Une seule chose est absolument nécessaire, c'est qu'il ne quitte pas la salle, *au début*, car, bientôt, cela lui deviendra impossible.

Quand l'opérateur n'a pas encore une

longue pratique, il est bon qu'il recommande aux assistants de ne pas trop distraire le sujet, et même de ne pas lui parler, parce que l'expérience pourrait traîner en longueur. Mais cette précaution devient inutile si l'hypnotiseur a déjà acquis une certaine habileté.

Au bout de quelques instants, la dame commence à se sentir énervée, agacée. Elle s'agite sur son siège, fait claquer sa langue, soupire, déplace sa robe, refait un nœud à sa toilette, murmure : « Non, non, je ne veux pas y aller... je n'irai pas. » Pendant ce temps, l'opérateur la fixe toujours et, à intervalles assez rapprochés, fait, avec ses deux mains, les gestes d'appel que nous avons décrits dans l'expérience précédente.

Tout à coup, la dame se lève à moitié, mais elle se rassied aussitôt, en proie à une agitation croissante. L'expression de son visage prouve même qu'elle est vivement contrariée, car elle comprend déjà que la force mystérieuse qui l'attire vers l'opérateur

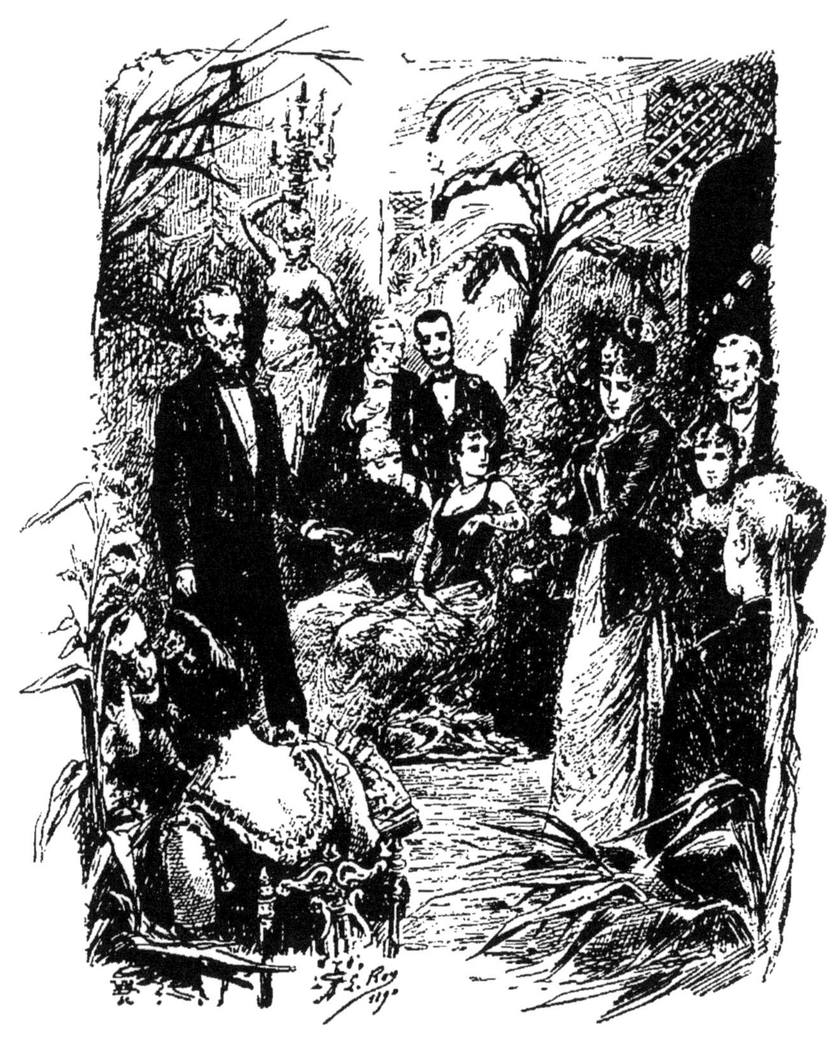

FIG. 4.

triomphera de sa résistance. Cela ne l'empêche pas de répéter, avec plus ou moins de conviction : « Je n'irai pas... non, je n'irai pas ! »

Après s'être levée à plusieurs reprises, il arrive un moment où il lui est impossible de se rasseoir ; alors, elle piétine sur place, fait un demi-pas en avant, et cherche aussitôt à en faire un en arrière.

La durée de ce manège est plus ou moins longue ; elle est, d'ailleurs, proportionnée au degré de sensibilité ou d'entraînement du sujet, mais elle dépasse rarement quatre ou cinq minutes.

Enfin, la dame s'avance à pas lents, saccadés ; elle s'arrête aussi souvent que cela lui est possible, en se raidissant par quelques efforts suprêmes ; mais, bientôt, elle n'est plus qu'à une très faible distance de l'opérateur. Il est bon que celui-ci, en présence du succès obtenu, ne se départisse pas de son sérieux, et continue à *vouloir*, plus fermement que jamais, être embrassé; car, s'il triomphait trop tôt, le résultat final pourrait s'en ressentir.

Maintenant, le sujet marche en détournant la tête ; il voit bien que toute lutte contre la volonté de l'hypnotiseur est devenue impossible, mais il espère encore que la position qu'il donne à sa tête lui permettra d'éviter le baiser fatal. Hélas ! cet espoir est vain, puisque déjà il se presse contre son « bourreau », qui, par quelques : « Allons ! allons ! embrassez-moi ! » obtient, enfin, ce qu'il voulait.

Comme cette expérience fatigue généralement la dame, en raison de la résistance physique et morale qu'elle a opposée, nous conseillons à l'opérateur de la dégager aussitôt, en lui soufflant sur le front et en pratiquant un massage conforme aux indications que nous avons fournies précédemment.

Nous croyons inutile de nous étendre sur

le cas où, pour cette expérience, il y aurait interversion des rôles, c'est-à-dire où la dame serait l'hypnotiseur et le monsieur le sujet. Alors, en effet, si la dame était jolie, — ce qui arrive souvent, — elle n'aurait pas grand mérite à imposer à ce dernier l'obligation de venir l'embrasser ; et l'épreuve ne saurait être concluante, à moins qu'il ne s'agît de quelque belle-mère acariâtre...

RÉPULSION

Quand on a obtenu les phénomènes d'attraction avec ou sans contact que nous venons de décrire, rien n'est plus facile que de produire la *répulsion*. Dans ce but, on se place à une certaine distance du sujet (celui-ci vous faisant face ou vous tournant le dos, indistinctement), et on fait, avec les mains ouvertes et relevées, une série de mouvements comme pour le repousser, sans négliger de *vouloir* fermement le repousser.

Bientôt, son corps a des inflexions en avant

ou en arrière, suivant la position qu'on occupe vis-à-vis de lui ; et il ne tarde pas à reculer, jusqu'au moment où l'opérateur, jugeant l'épreuve suffisante, cesse de faire ses gestes, et de vouloir le forcer à s'éloigner.

EXPÉRIENCES

DE

CONTRACTURE MUSCULAIRE

Nous ne saurions trop recommander aux débutants de procéder aux expériences dans l'ordre même que nous avons adopté, précisément à leur intention. Nous nous sommes, en effet, attaché, dans notre travail, à décrire les premières, celles que nous considérons, à juste titre, comme les plus faciles, et, en outre, au moment où nous en abordons une nouvelle, nous considérons le sujet comme suffisamment préparé par les précédentes, comme entraîné au degré voulu.

Rien n'empêchera ceux qui auront bien voulu suivre nos conseils de tenter de faire passer « la charrue avant les bœufs », lorsqu'ils auront suffisamment pratiqué, et qu'ils pourront, par conséquent, se passer de notre guide; mais qu'ils veuillent bien, jusque-là, ne pas opérer à tort et à travers, s'ils désirent ne pas courir au-devant d'insuccès possibles, sinon probables.

CONTRACTURE DES MUSCLES

DE LA

RÉGION ANTÉRIEURE DES CUISSES

Pour cette expérience, nous admettons que l'hypnotiseur a déjà produit chez le sujet la flexion des genoux, en appliquant une de ses mains aussi près que possible de l'insertion supérieure des grands fessiers, — vulgairement des fesses, — tandis qu'il place l'autre à une distance de dix à quinze centimètres des genoux. Nous ne répéterons pas ici cette opération, puisque nous l'avons décrite précédemment. (Voir page 29.)

Aussitôt que le sujet est à genoux, l'hypnotiseur lui applique, à nouveau, une main au bas des reins, et il passe l'autre sur les muscles antérieurs des cuisses, en frottant légèrement jusqu'aux genoux, par un mouvement de haut en bas.

Il continue ainsi jusqu'au moment où le sujet accuse une lourdeur très prononcée dans les membres inférieurs. Il se redresse ensuite, retire la main qui énervait les fessiers, et, une main tendue dans la direction des genoux, il invite le sujet à se relever, mais avec la ferme volonté de l'empêcher de le faire. Alors, on voit ce dernier agiter son buste dans tous les sens. Il appuie ses mains sur le parquet, comme pour s'en faire un levier ; il les porte ensuite sur ses cuisses, dans l'espoir d'arriver à se soulever lui-même, mais tous ses efforts sont vains : il est, en quelque sorte, figé sur place.

Pourtant, quelquefois, après des efforts surhumains, il parvient à relever en partie une jambe. En ce cas, l'opérateur doit agiter vivement sa main, comme pour faire signe à la jambe rebelle de reprendre son immobilité, sans négliger de vouloir qu'il en soit ainsi, et il ne tarde pas à avoir gain de cause.

Pour rendre au sujet l'usage de ses membres inférieurs, il suffit de *vouloir* faire cesser la contracture, et de lui souffler sur le front. Il se relève aussitôt, n'éprouvant plus rien d'anormal dans les cuisses.

TOUS LES SUJETS A GENOUX

Nous n'avons envisagé, jusqu'ici, que le cas d'un seul sujet entraîné; mais on comprendra aisément que certaines expériences sont d'autant plus intéressantes qu'elles sont faites simultanément par un plus grand nombre de sujets. En voici une, par exemple, que nous recommandons tout spécialement :

L'hypnotiseur invite tous les sujets qu'il a préparés à se donner la main et à former un cercle. Il se place ensuite au centre de ce cercle, bien décidé à faire mettre tout son monde à genoux. Puis, tournant lentement sur lui-même, il étend ses bras et leur fait exécuter un rapide mouvement de haut en bas, en ayant soin que la pointe de ses doigts se trouve, au début, à peu près au niveau du tiers inférieur des cuisses, pour descendre approximativement à celui des genoux. Détail important à noter : étant donné le degré d'entraînement actuel des sujets, tout attouchement est devenu inutile, et les mains de l'opérateur peuvent être éloignées d'un mètre, de deux mètres au besoin, du corps des personnes sur lesquelles il veut agir.

Au bout de deux ou trois minutes (quelquefois plus tôt), le sujet le plus sensible commence à éprouver de la lourdeur dans les jambes, et, quelques secondes plus tard, il se soulève sur la pointe des pieds, incline son buste en avant, et finit par tomber à genoux.

L'hypnotiseur lui recommande alors de rester dans cette position, tout en continuant à donner la main à ses deux voisins.

Bientôt après, c'est le tour d'un second sujet d'imiter son camarade, et, dans l'espace de quelques minutes, tous les sujets sont tombés à genoux.

Ce premier résultat obtenu, il s'agit de contracturer, toujours sans attouchement, les jambes de ceux qui forment la chaîne, pour les empêcher de se redresser. Dans ce but, l'opérateur s'adresse aux hypnotisés et leur dit : « Maintenant, essayez de vous relever. » Comme l'épreuve est sérieuse, et qu'il peut la terminer avec un plein succès, il doit bien être convaincu qu'il est capable, *par sa seule volonté*, d'immobiliser les membres inférieurs de ses sujets.

Aussitôt qu'il a prononcé ces paroles, il surveille attentivement les mouvements de ces derniers. S'il remarque que l'un d'eux soulève tant soit peu une jambe, et semble sur le point de se redresser partiellement ou complètement, il concentre sur lui toute sa volonté, et, s'aidant des gestes que nous avons décrits pour l'expérience où il n'avait affaire qu'à un seul sujet, il le force à retomber à genoux. Il procède de même à l'égard de tous les autres sujets qu'il surprend en train de se relever, et, au bout d'un moment, il sort victorieux de la lutte, puisqu'aucun des hypnotisés ne se sent capable de se remettre sur pieds.

Quand cette impuissance de leur part est bien établie, l'opérateur décide, *dans sa pensée*, que l'expérience est terminée, et il prononce ces mots : « Maintenant, vous pouvez vous relever. » Les sujets obéissent aussitôt, et ils se redressent sans la moindre difficulté, et à leur propre ébahissement.

CONTRACTURE DES MUSCLES DU BRAS

Les expériences auxquelles peut donner lieu la contracture du bras sont innombrables. Nous allons énumérer les principales, laissant à ceux qui s'inspireront de notre méthode le soin de les varier au gré de leur imagination.

Disons, d'abord, que la contracture du bras s'obtient avec ou sans attouchement, et que, pour ce membre, les choses se passent exactement comme nous venons de voir qu'elles se passent pour les membres inférieurs. Dans l'expérience où nous avons contracturé les muscles de la cuisse d'un sujet, nous faisions une sorte de friction sur la partie antérieure ; quand, ensuite, nous avons voulu faire mettre toute la chaîne à genoux, nous n'avons pas recouru à cette opération. Cela tient à ce que nous savions que tous les sujets avaient préalablement été soumis à l'épreuve de la génuflexion.

Eh bien ! quand l'hypnotisé a été suffisamment entraîné par un certain nombre d'expériences faites au moyen de la contracture du bras par attouchements, il n'est plus nécessaire de recourir à ces derniers pour obtenir les mêmes phénomènes : la volonté suffit.

UN SUJET QUI SE TIENT PAR LE NEZ

L'opérateur s'approche d'un sujet, et l'invite à se prendre le nez entre le pouce et l'index. Dès qu'il a obéi, il lui passe un certain nombre de fois la main sur le bras, depuis l'épaule jusqu'au poignet, en frottant assez brusquement.

Après une ou deux minutes, l'hypnotiseur interroge le sujet pour lui demander s'il n'éprouve pas de la raideur dans le bras. Si cette sensation existe, et qu'elle soit assez prononcée, il cesse les frictions, et l'invite à

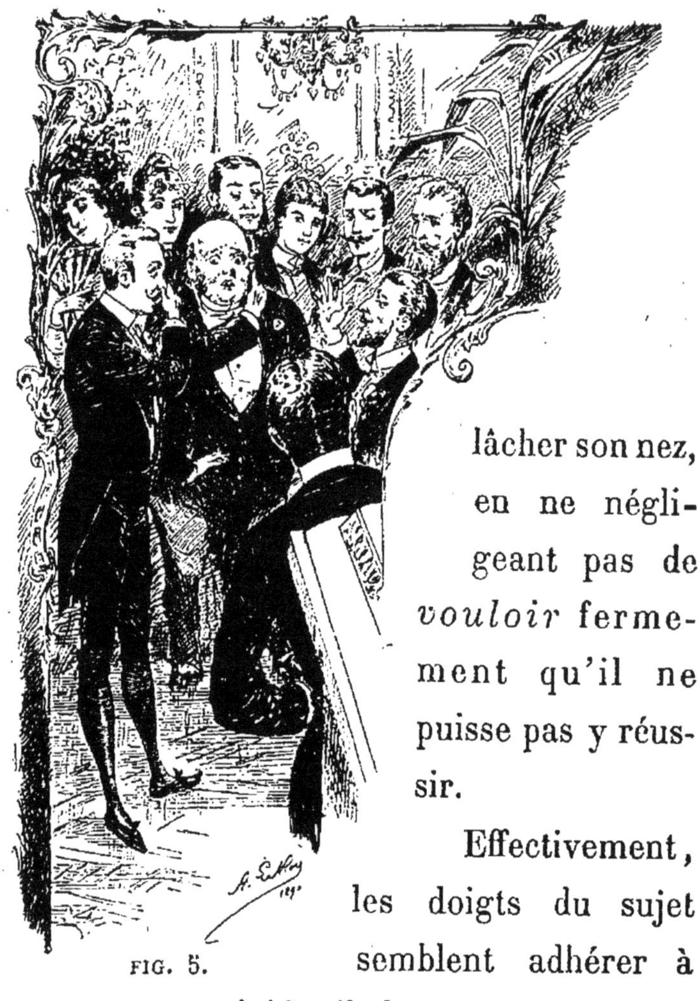

FIG. 5.

lâcher son nez, en ne négligeant pas de *vouloir* fermement qu'il ne puisse pas y réussir.

Effectivement, les doigts du sujet semblent adhérer à son nez, et, s'aidât-il de son autre main, il lui serait impossible de les en détacher.

UN SUJET QUI SE TIENT PAR L'OREILLE

Pour augmenter le charme et le comique de cette expérience, si l'hypnotiseur a préparé plusieurs sujets, il laisse le premier dans la pose que nous venons de décrire, et il utilise l'entraînement des autres, sans plus tarder.

Il invite l'un d'eux à se prendre par une oreille, et, après lui avoir contracturé le bras par le même procédé que ci-dessus, il l'abandonne au triste sort d'un homme qui paraît condamné à se tenir éternellement par une oreille.

UN SUJET QUI FAIT UN PIED DE NEZ

Passant à un troisième sujet, l'opérateur le prie de faire un pied de nez et de garder sa main dans la position que nécessite ce geste. Il lui contracture ensuite le bras, et il peut déjà présenter aux assistants un trio passablement burlesque.

Mais, s'il dispose encore de nombreux sujets, il assigne à chacun des autres un geste particulier, en obligeant l'un à se tirer la moustache, l'autre à se prendre le menton, etc., etc.

Quand la société a assez ri, — en général, d'ailleurs, les sujets sont les premiers à échanger entre eux des quolibets, — l'opérateur dégage les hypnotisés en leur soufflant sur le front à tour de rôle, et il passe à une nouvelle expérience.

UN SUJET « CRAMPON »

L'hypnotiseur invite un sujet auquel il tourne le dos à lui appliquer une main sur la tête, de telle sorte que l'extrémité des doigts repose sur le haut du front. Puis, tandis qu'il appuie une de ses mains sur celle du sujet, il se sert de l'autre pour contracturer le bras de ce dernier. La position n'est pas très commode, évidemment, mais, si le sujet a déjà subi un entraînement sérieux, il lui suffira de frotter l'avant-bras pour obtenir la contracture. D'ailleurs, il lui reste toujours la ressource de contracturer le bras avant de se l'appliquer sur la tête, et nous conseillons même d'employer cette façon de procéder de préférence à l'autre, puisque, après tout, cette partie de l'opération n'a qu'une importance secondaire.

Après avoir appliqué la main contracturée du sujet sur sa tête, l'hypnotiseur invite celui ci à faire tout son possible pour ne pas marcher, et, s'inclinant légèrement, il fait deux ou trois petits pas en avant, en tenant toujours une de ses mains sur celle du sujet. Quand il a ainsi tâté le terrain et qu'il s'est bien assuré que la main de l'hypnotisé est, pour ainsi dire, rivée à sa tête, il reprend sa marche en avant, à une allure de plus en plus grande, après avoir retiré sa propre main, pour qu'on ne croie pas qu'elle maintient celle du sujet.

Au début, celui-ci se fait, en quelque sorte, traîner par l'opérateur, mais, quand il a compris que toute résistance serait inutile, il le suit docilement.

Quand l'expérience est terminée, il suffit, pour faire cesser la contracture, de masser, un instant, le bras assez vigoureusement.

LA FILE INDIENNE

On peut donner à l'expérience précédente une forme encore plus intéressante, en y faisant participer tous les sujets préparés. Dans ce but, l'hypnotiseur les fait tous se placer à la queue-leu-leu. Pour le moment, il ne s'occupe pas de celui qui se trouve en tête. Il contracture le bras du second et le pose sur l'épaule du premier; il passe ensuite au troisième, puis au quatrième, et ainsi jusqu'au dernier, en contracturant le bras de chacun et en le posant sur l'épaule du précédent. Quand il a terminé ce travail préliminaire, il invite celui qui tient la tête à faire deux ou trois pas, et il peut ainsi s'assurer si tous les bras sont contracturés à point. Il augmente, s'il y a lieu, la contracture, et, quand tout est à point, il procède à l'opération sur le premier sujet, applique sa main sur sa tête ou sur son épaule et prend la tête du cortège, entraînant à sa suite tous les sujets. Il les promène ainsi le temps qu'il veut, dans la salle, et dégage ensuite tout son monde, par le massage des bras.

UN SUJET QUI VEUT OUVRIR LA PORTE

L'hypnotiseur contracture le bras d'un sujet et, le conduisant vers la porte, il l'invite à en saisir le bouton avec la main. Si la contracture des doigts est trop forte pour qu'il puisse obéir, il lui dégage un instant la main, *par la volonté et en exerçant un léger massage sur la face dorsale* — pour lui permettre d'exécuter ce mouvement. Aussitôt après, il paralyse, à nouveau, la main, par quelques frictions, et met le sujet au défi d'ouvrir la porte.

Le malheureux a beau se démener dans tous les sens, c'est en vain qu'il essaye de remuer ses doigts et même de lâcher le bouton, car il y est comme collé.

L'opérateur dégage ensuite le sujet, dès qu'il estime que l'épreuve est concluante, et, si elle a duré un certain temps, nous lui conseillons de faire un massage sur le bras, afin de faire disparaître toute trace de fatigue.

Il est aisé de comprendre que, si au lieu de faire appliquer la main du sujet sur un bouton de porte, on la lui fait placer, contracturée bien entendu, sur une table, sur une chaise, sur une glace, sur un objet fixe quelconque, en un mot, le résultat sera absolument le même.

Dans ces conditions, et pour ne pas fatiguer le lecteur, en répétant trop souvent les mêmes explications pour des expériences basées sur le même phénomène, nous lui laissons le soin d'en imaginer de nouvelles, et nous lui prédisons un succès complet, s'il veut bien se rappeler que la volonté de réussir joue le principal rôle en hypnotisme.

La meilleure preuve que nous puissions lui en fournir est d'aborder la série des expériences sans attouchements. Mais nous ne saurions trop recommander de n'y procéder que sur des sujets sur lesquels on a déjà obtenu la contracture du bras par les frictions.

LE SUPPLICE DE TANTALE

Il est bien certain que, après s'être prêtés à la plupart des expériences que nous avons décrites, les sujets seraient conformés d'une façon anormale s'ils n'éprouvaient pas le besoin de boire. Par conséquent, si l'opérateur leur fait offrir un rafraîchissement, il n'a pas à redouter d'essuyer un refus ; et, s'il s'en donne la peine, il est assuré d'obtenir un succès colossal auprès des assistants lorsque l'expérience suivante est inconnue de ces derniers.

Voici la façon de procéder :

L'hypnotiseur s'approche d'un de ses sujets, en choisissant de préférence celui qui s'est montré le plus sensible et, par suite, le plus docile.

— Vous devez avoir soif? lui dit-il.

— En effet, je boirais bien un verre d'eau sucrée ou d'eau rougie.

(Il faut laisser au sujet le choix du liquide, pour éviter qu'il croie ensuite à une supercherie. D'autre part, l'opérateur doit bien se garder, toujours dans le même but, de servir lui-même la boisson, et il est même à désirer que le maître ou la maîtresse de la maison donne, de sa propre initiative, l'ordre d'apporter au sujet ce qu'il désire.)

On présente, enfin, le verre à l'hypnotisé, et celui-ci s'empresse de le saisir, tout joyeux de songer au soulagement qu'il va éprouver.

Au moment précis où le sujet vient de prendre le verre en main, l'opérateur étend brusquement le bras dans la direction de ce dernier, ferme à moitié la main, de telle soret

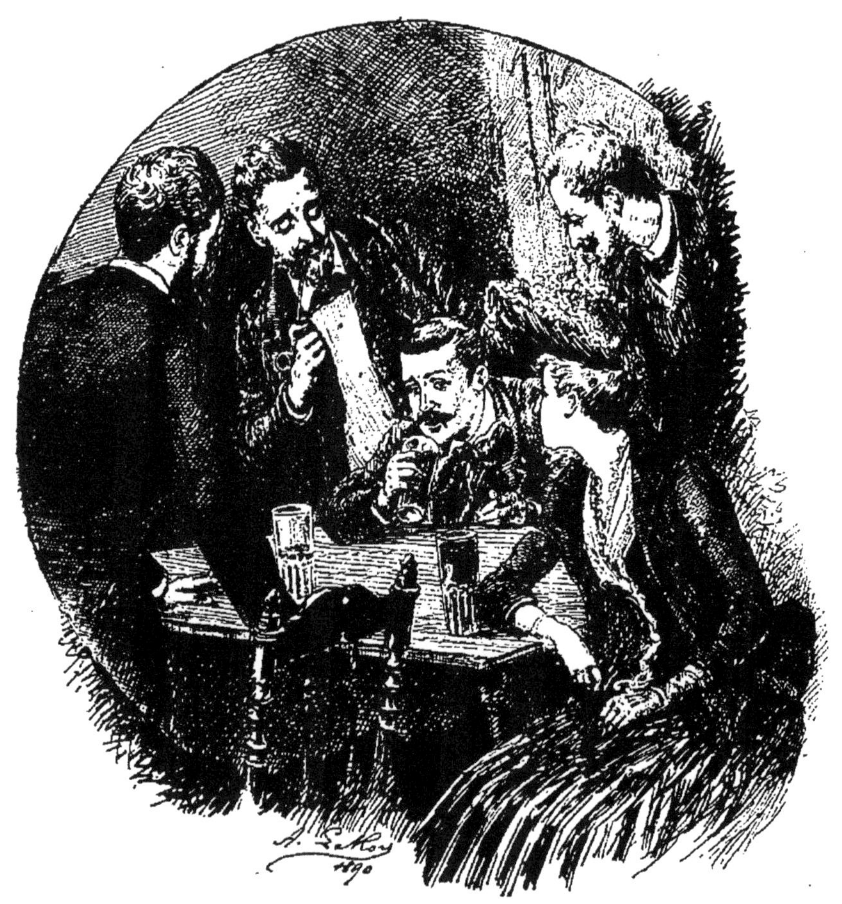

FIG. 6.

que ses doigts (moins le pouce) fassent un angle droit avec sa main, et l'abaisse vivement, dans un geste aussi énergique que possible. En même temps, il a soin de *vouloir* contracturer le bras du sujet.

Il se produit alors un fait bizarre : le malheureux hypnotisé reste dans la pose où l'ont mis le geste et la *volonté* de l'opérateur, et, en dépit de tous ses efforts, il lui est impossible de faire exécuter le moindre mouvement par son bras influencé. Ne pouvant approcher celui-ci de sa bouche, il cherche à faire l'inverse, c'est-à-dire à approcher ses lèvres du verre, en avançant la tête, en allongeant le cou, mais c'est peine inutile.

En désespoir de cause, il songe à se servir de sa main restée libre. Hélas ! il est encore déçu, parce que l'autre main étreint solidement le verre, qui ne forme plus qu'un avec elle, et c'est en vain qu'il essaye de détacher ses doigts ou de plier son bras.

L'hypnotiseur commence alors à plaisanter le sujet.

— Que faites-vous donc? Pourquoi ne buvez-vous pas? lui dit-il.

— Mais je ne puis pas, répond l'infortuné en riant, car il a fini par comprendre qu'il est victime d'un bon tour de l'opérateur.

Maintenant, celui-ci peut ne plus faire d'efforts de volonté, car la contracture ne cessera pas d'elle-même, du moins assez tôt pour compromettre le succès de l'expérience. D'autre part, il peut augmenter l'intérêt de cette dernière, en contracturant le second bras, toujours par la volonté et en s'aidant d'un regard perçant, porté brusquement sur celui-ci, à moins qu'il ne préfère recourir de nouveau au geste énergique que nous avons mentionné tout à l'heure.

Quand, enfin, l'hypnotiseur veut rendre au sujet l'usage de son ou de ses bras, il lui suffit de *vouloir* faire cesser l'état de contracture qu'il a provoqué et de prononcer une phrase dans le genre de celle-ci :

— Allons, c'est fini, je vous permets de boire.

*
* *

Rien n'est plus facile que de varier ce genre d'expérience, sans s'écarter du *supplice de Tantale*, comme but à atteindre.

C'est ainsi que, si l'on a servi des rafraîchissements, — qui sont toujours de saison pendant les soirées consacrées à des hypnotisations, — si l'on a, disons-nous, servi des rafraîchissements, l'opérateur prend un verre et, s'adressant à un sujet bien entraîné :

— Vous ne m'en voulez pas, lui dit-il, de tous les mauvais tours que je vous ai joués ? Eh bien ! pour me prouver que vous êtes sans rancune, trinquez avec moi.

L'hypnotisé s'empresse de prendre un verre, à son tour, et de le choquer contre celui que lui tend l'hypnotiseur.

Sans perdre un instant, ce dernier fixe son regard sur le bras du sujet, avec la ferme volonté de le contracturer; puis, il vide tranquillement son verre, tandis que son compagnon reste ébahi, en constatant l'impossibilité absolue de porter le sien à ses lèvres.

Maintenant, si, au lieu d'attendre que le sujet ait déjà levé son verre, pour produire la contracture, l'opérateur préfère exercer son action au moment où l'hypnotisé va étendre le bras pour trinquer avec lui, il réussira avec la même facilité. Il en sera de même quand le sujet sera en train de boire ou quand il aura déjà vidé son verre.

C'est là une question d'inspiration, et rien de plus.

Si, par hasard, l'expérience échouait une première fois, l'opérateur devrait se dispenser de dévoiler, à la fois, ses intentions et son échec, et la recommencer, soit avec le même sujet, soit avec un autre.

Il nous paraît superflu de faire remarquer que cette expérience peut être tentée avec les mêmes chances de succès quand, au lieu d'un verre, l'hypnotisé tient à la main une fourchette ou une cuiller, c'est-à-dire quand, au lieu de boire, il est en train de manger.

Des deux façons de procéder que nous venons de faire connaître, pour obtenir la contracture du bras, il résulte que l'on peut tantôt recourir à un geste énergique, tantôt s'en abstenir; *mais, dans l'un et l'autre cas, il est absolument indispensable de vouloir obtenir ce résultat et de s'aider d'un regard énergique dirigé sur le bras de l'hypnotisé*. Le succès est à ce prix, mais nous ne croyons pas qu'il soit payé trop cher.

LES DEUX CHAMPIONS

A notre époque, beaucoup de jeunes gens fréquentent plus ou moins les salles d'armes. Si, parmi ses sujets, l'hypnotiseur a la chance d'en rencontrer un qui passe pour une fine-lame, il lui propose de se mesurer avec lui. L'autre s'empresse, tout naturellement, d'accepter, ne fût-ce que pour donner une nouvelle preuve de son adresse. Ah ! le pauvre garçon ! Mais n'anticipons pas...

L'opérateur pourrait, sans courir le moindre danger, faire apporter une paire d'épées ou de fleurets démouchetés et engager aussitôt la partie; mais, pour ménager la sensibilité des assistants, il est préférable qu'il se contente de faire apporter deux cannes. Il en remet une à son adversaire, en lui laissant le choix des « armes » et du terrain, et l'invite ensuite à se mettre en garde.

Il en fait autant de son côté, et met, pour la forme, l'extrémité de sa canne en contact avec celle de son adversaire; mais, en même temps, il s'efforce de contracturer, par des efforts de volonté, le bras de celui-ci. En général, en une seconde, ce résultat est atteint.

— Allons, à vous d'attaquer, lui dit-il alors.

Mais le bras de la « fine lame » est absolument paralysé, et l'hypnotiseur peut lui porter les coups les plus mortels, sans que l'infortuné tireur puisse faire le moindre mouvement pour les parer, et il ne tarde pas à s'avouer vaincu. Cela ne doit pas empêcher l'opérateur de pousser encore plus loin sa facile victoire.

Il reprend contact avec l'arme de son adversaire, et cherche à l'incliner vers la terre, par un nouvel effort de volonté. Dans ce but, il abaisse, lui-même, *lentement*, la sienne, et celle de l'hypnotisé ne tarde pas à la suivre, pour s'échapper enfin brusquement de la main qui avait été incapable de l'utiliser.

— Eh bien ! vous voilà, maintenant, tout à fait à ma merci, dit alors l'hypnotiseur, en appuyant sa canne sur la poitrine du sujet.

Ce dernier ne peut, en effet, répondre qu'affirmativement, et l'opérateur s'empresse aussitôt de le dégager, par un massage du bras.

Il est aisé de comprendre que, pour cette expérience du duel, une épée ne serait pas plus à redouter pour l'hypnotiseur qu'un simple bâton, puisque, par le fait, le sujet ne peut pas plus se servir de l'une que de l'autre ; pourtant, nous tenons à ne pas assumer la responsabilité des accidents qui pourraient se produire par l'emploi d'armes dangereuses par elles-mêmes, et cela parce que les débutants (c'est à eux seuls que nous nous adressons ici), parce que les débutants, disons-nous, pourraient mal apprécier le degré de préparation des sujets, et commettre des imprudences, surtout eu égard à cette considération qu'une longue pratique seule peut permettre d'obtenir instantanément la contracture d'un membre déterminé. D'ailleurs, le succès obtenu avec l'emploi du bâton est tout aussi probant que le serait celui obtenu avec une épée, voire même avec un pistolet chargé.

Il n'est guère nécessaire d'ajouter que l'hypnotiseur peut faire cette expérience, alors même qu'il n'aurait aucune notion des règles de l'escrime ; de son côté, le sujet peut très bien, pour s'y prêter, n'avoir jamais tenu un fleuret. Seulement, elle a plus de charme quand l'hypnotisé passe pour être un excellent tireur.

LA GIFLE

Voici maintenant une expérience, basée, comme les huit précédentes, sur la contracture du bras, et qui a l'avantage de rester, dans tous les cas, absolument inoffensive.

L'hypnotiseur s'adresse à un sujet qui s'est montré particulièrement sensible, et, sans lui faire comprendre qu'il a la moindre arrière-pensée, il le plaisante sur la docilité forcée dont il a jusqu'ici fait preuve.

S'il a la bonne fortune de le compter parmi ses intimes ; si, tout au moins, il entretient avec lui des rapports assez familiers ; si, en un mot, pour les besoins de sa cause, il ne craint pas de le « blaguer » au point de

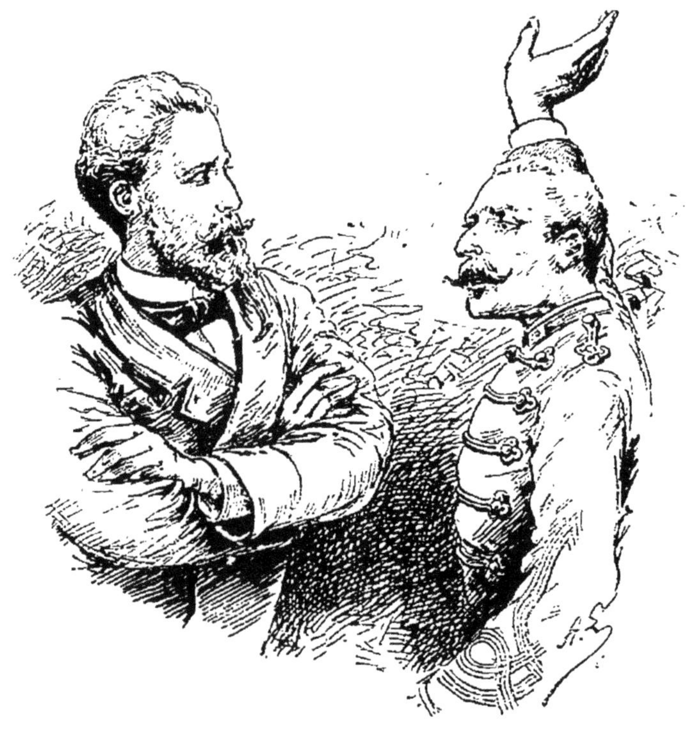

FIG. 7.

l'amener à se mettre sérieusement en colère, il l'accable de quolibets jusqu'à ce qu'il constate que la mesure est comble, et que l'hypnotisé va se fâcher pour tout de bon.

Nous laissons, bien entendu, à chacun le soin de choisir son genre d'attaques, d'autant plus qu'elles peuvent varier de ton et de forme, suivant le milieu dans lequel on se trouve. On peut, par exemple, prendre pour point de départ la « tête » que faisait le sujet, pendant telle ou telle expérience ; on peut également avoir l'air de laisser l'hypnotisme de côté, et parler de choses absolument étrangères au but de la réunion.

Mais il est bon que l'opérateur, pour donner plus de charme à l'expérience, conserve tout son sérieux, et semble tout simplement mépriser les ripostes de plus en plus aigres de celui qu'il est en train de mystifier.

Enfin, quand il juge le moment venu, il pousse, par un dernier sarcasme, l'hypnotisé à lever la main sur lui. Mais au même instant, il porte brusquement son regard sur le bras qui va le frapper, et il l'immobilise, comme par enchantement, pourvu, toutefois, qu'il ait eu soin d'accompagner son regard d'un effort de volonté, en vue de produire la contracture.

Et le tour est joué !

Mais nous conseillons à l'opérateur de ne pas attendre plus longtemps pour avouer au sujet qu'il ne lui a cherché querelle que pour donner plus d'intérêt à l'expérience, et de lui tendre la main en lui disant quelques paroles, dans le genre de celles-ci :

« Allons, prouvez-moi que vous ne m'en voulez pas, et serrez-moi la main. »

L'hypnotisé avance son bras resté libre (l'autre étant toujours contracturé), mais, aussitôt, l'opérateur le lui contracture par le procédé habituel, et le malheureux se trouve instantanément paralysé de ses deux membres supérieurs.

Il peut mouvoir son corps tout à son aise, mais il doit renoncer à se servir de ses bras.

On peut faire l'expérience d'une façon plus simple, en invitant simplement le sujet à vous donner une gifle, sans recourir à la querelle : le résultat sera absolument le même.

LE COUP DE PIED

Après avoir dégagé le sujet, et procédé à un court massage de ses bras, l'hypnotiseur lui dit :

— Voyons, puisque vous n'avez pas réussi, tout à l'heure, à me donner une gifle, essayez donc de me donner un coup de pied au bas des reins... Vous serez peut-être plus heureux.

Aussitôt, l'hypnotiseur tourne le dos au sujet, en ayant soin de tenir sa tête de telle façon qu'il lui soit possible de surveiller le mouvement que va faire ce dernier. Dès qu'il constate que son pied va quitter le sol, il lui contracture la jambe par un regard énergique et par la volonté. A partir de ce moment, il peut avoir l'air de se désintéresser des efforts que va faire l'hypnotisé pour prendre sa revanche. Il sait qu'il n'a rien à craindre, puisque une des jambes du sujet étant immobilisée, il lui sera absolument impossible de se servir de l'autre

Enfin, quand il estime que l'expérience a suffisamment duré, il se retourne et fait cesser la contracture, et laisse quelques instants de repos au sujet.

BIEN PRÈS DU BUT...

Dans une précédente expérience de contracture du bras, nous avons montré le sujet incapable de détacher sa main de l'objet sur lequel nous l'avions placée. Voici maintenant la contre-partie de cette expérience.

L'opérateur prend l'hypnotisé par la main, et le conduit vers une table. Chemin faisant, il lui fait quelques frictions sur le bras pour contracturer ce dernier, en le soutenant dans la position horizontale. Quand les doigts du sujet ne sont plus qu'à quelques centimètres de la table, il le lâche, et le met au défi de toucher celle-ci.

L'hypnotisé fait alors des efforts surhumains, mais inutiles, pour mettre ses doigts

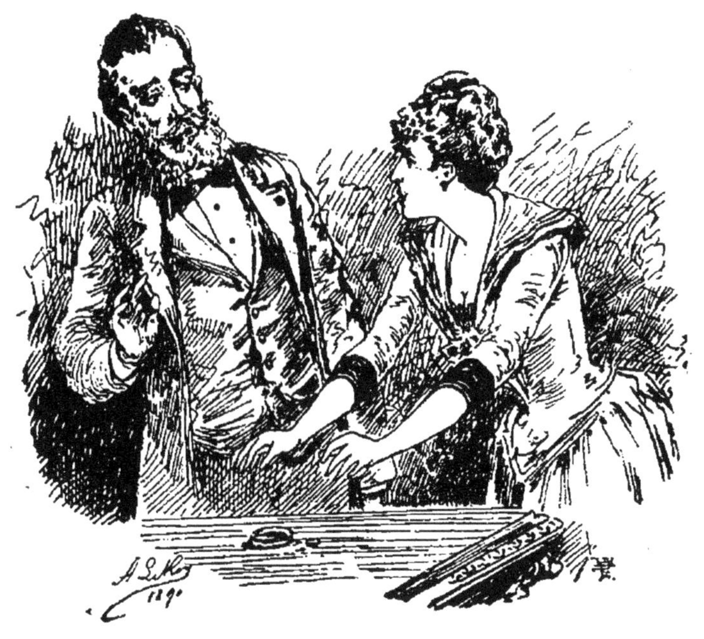

FIG. 8.

en contact avec la table, qui semble les repousser, et, quand il finit par s'avouer vaincu, l'opérateur le dégage par un léger massage.

UN VOLEUR REPENTANT

Voici maintenant une expérience qui réussit toujours, quand elle est faite sur un sujet suffisamment entraîné, et qui obtient un énorme succès auprès des assistants.

L'opérateur invite le sujet à lui prendre sa montre, et à se la mettre ensuite dans la poche.

— Je vous en fais cadeau, lui dit-il, vous pourrez donc la garder, à moins que vous ne vous décidiez vous-même à la remettre à l'endroit où vous l'aurez prise.

L'hypnotisé s'empresse de suivre la première partie du conseil, se promettant bien de négliger complètement la seconde, pour jouer un bon tour à l'opérateur. Celui-ci le laisse triompher un instant, et donner un libre cours à ses plaisanteries; mais, tout à coup, il prend sa revanche, à bon compte.

— Tiens, fait-il, mais j'oubliais qu'une montre est à peu près indispensable, et je vous serais bien reconnaissant de me rendre la mienne.

— Ah ! pardon, objecte l'hypnotisé, vous avez déclaré devant tout le monde que vous m'en faisiez cadeau ; j'ai donc le droit de la garder, et je la garde.

— Sans doute, mais vous oubliez que j'ai ajouté : « à moins que vous ne vous décidiez à la remettre dans ma poche », et je crois que vous ne refuserez pas de le faire.

— Oui, seulement je refuse.

— C'est ce que nous allons voir.

Aussitôt, l'hypnotiseur étend ses bras vers le sujet et plie ses doigts (le pouce excepté) en dedans, et leur fait exécuter rapidement une série de gestes d'appel, semblables à ceux que nous avons décrits dans les expériences d'attraction à distance. En même temps, il *veut* fermement forcer le sujet à se rapprocher de lui. Après une résistance de très courte durée, ce dernier s'avance vers l'opérateur, qui fixe obstinément son bras droit.

Déjà l'hypnotisé ne sait plus que faire de ce membre : il le remue dans tous les sens, le porte derrière son dos, à son visage, mais il ne peut le maintenir nulle part. Comme, alors, il n'est plus qu'à une faible distance de l'opérateur, celui-ci ne se sert plus que d'une main pour faire ses gestes, dont il varie la direction de la manière suivante : son bras étant étendu (nous disons *étendu* et non *tendu*, car il faut lui conserver une certaine souplesse), il place sa main en face du bras droit du sujet, et lui fait exécuter à peu près un demi-cercle, dans un mouvement de bas en haut, partant du niveau du coude du sujet, pour monter à celui de sa poche.

Il renouvelle ce geste un certain nombre de fois, et il ne tarde pas à remarquer que le bras de l'hypnotisé se plie insensiblement, tandis que ses doigts crispés se dirigent vers la poche dans laquelle il a placé la montre, que la *volonté* de l'hypnotiseur les force enfin à saisir.

Ce résultat constaté, l'opérateur reprend, avec une seule main, ses gestes d'appel dans la direction de sa propre poche, et le sujet est bientôt obligé d'étendre le bras à son tour, et de venir déposer la montre à l'endroit où il l'avait prise.

La description de cette expérience nous pris beaucoup plus de temps qu'il n'en faut pour la faire dans la pratique; mais nous avons tenu à la rendre aussi claire que possible, et nous espérons y avoir réussi, bien qu'il soit assez difficile de dépeindre une série de gestes de ce genre. Qu'il nous soit permis d'ajouter que, si ces derniers ont une grande importance, la *volonté* de faire exécuter tel ou tel mouvement par le sujet en a une bien plus grande encore, et que c'est cette *volonté* qui doit, en quelque sorte, diriger le bras de l'hypnotisé.

D'ailleurs, nous le répétons, cette expérience est très facile à réussir, et elle n'échoue jamais avec des sujets bien entraînés.

Maintenant, au lieu de sa montre, l'hypnotiseur peut tout aussi bien se faire enlever un autre bijou quelconque, voire même son porte-monnaie. En procédant comme nous l'avons expliqué pour la montre, mais en variant les gestes, s'il y a lieu, il obtiendra toujours le même résultat final.

UN SUJET GÉNÉREUX

Rien n'est plus simple que de faire ce que nous pourrions appeler la contre-partie de l'expérience précédente, c'est-à-dire de forcer un sujet à vous donner sa montre, ses bijoux, sa bourse, etc.

Dans ce but, l'opérateur lui dit :

— J'ai remarqué que vous aviez une belle chaîne et une belle montre ; je vous avoue franchement qu'elles me tentent beaucoup, et je désire vivement que vous m'en fassiez cadeau sur-le-champ.

Bien entendu, le sujet proteste, après

avoir cru, tout d'abord, qu'il s'agissait d'une plaisanterie.

— Alors, reprend l'hypnotiseur, puisque vous refusez de faire changer ces belles choses de propriétaire, je vais essayer d'un moyen qui vous fera, je l'espère, montrer plus de générosité envers moi.

Et, sans plus tarder, il a recours — s'il s'agit de la montre du sujet, par exemple — aux gestes que nous avons indiqués dans le chapitre précédent, pour forcer l'hypnotisé à rendre à l'opérateur la montre qu'il lui avait prise.

S'il y a, préalablement, une chaîne à décrocher, l'opérateur n'a qu'à pousser l'hypnotisé à procéder à ce travail, à la fois par la volonté et par des mouvements de sa main vers la boutonnière qui retient la clef ou le crochet. Après une résistance plus ou moins longue, la main du sujet exécute l'ordre qui lui a été donné.

Dans le cas où l'hypnotisé aurait besoin de recourir à l'emploi de ses deux mains, l'opérateur exercerait son action sur l'un des bras seulement, jusqu'au moment où il l'aurait amené à prendre la position voulue, et ce n'est qu'alors qu'il s'attaquerait à l'autre bras.

Pour forcer le sujet à retirer une bague de son doigt pour la passer à celui de l'hypnotiseur, celui-ci emploie simultanément ses deux bras, afin d'amener les mains du sujet à se joindre. Dans ce but, il commence par placer sa main droite à une certaine distance, mais à peu près au niveau du coude gauche du sujet; puis il ramène sa main dans la direction de l'épigastre (creux de l'estomac) de ce dernier, tandis qu'il ramène sa gauche, placée préalablement en face du coude droit du sujet, vers le même point.

Il renouvelle ce mouvement jusqu'à ce qu'il ait réussi à entraîner les mains de l'hypnotisé.

Quand il est arrivé à ce résultat, il ne lui reste plus qu'à faire une série de gestes dans le sens de la distance qui sépare la bague de l'autre main du sujet, toujours avec la ferme volonté de forcer celui-ci à saisir la bague.

Enfin, quand il a obtenu satisfaction sur ce point important, il ne lui reste plus qu'à tendre sa main gauche, en mettant en évidence le doigt auquel il désire que l'hypnotisé mette la bague, en même temps que, de sa main droite, il fait des mouvements d'attraction vers celle du sujet qui tient le bijou convoité.

Maintenant, s'il s'agit, pour l'opérateur, de forcer l'hypnotisé à retirer son propre porte-monnaie de sa poche, pour le mettre soit dans sa main, soit dans sa poche, à lui, il n'a qu'à s'inspirer des conseils généraux que nous venons de donner pour les autres expériences, en variant ses mouvements suivant la direction à faire prendre par la main du sujet.

SHOKING!

OU

UN SUJET QUI SE DÉSHABILLE

Quand l'opérateur aura constaté qu'il est possible — et même facile — de forcer un sujet à se dépouiller de ses bijoux et de sa bourse, il n'aura aucune peine à obtenir de lui qu'il se dépouille de ses vêtements.

Nous verrons, au chapitre de la *Suggestion*, qu'on peut arriver à ce résultat par le seul effet de la *volonté*, quand la lassitude, qu'ont causée à l'hypnotisé les expériences précédentes, l'a conduit à un état de quasi-inconscience qui, empressons-nous de le dire, ne se manifeste qu'au gré de l'opérateur, et se dissipe aussitôt que celui-ci le désire.

Tout en laissant aux débutants le choix du procédé, nous croyons préférable de décrire en détail celui qui est basé sur les gestes et la contracture partielle des bras, puisque, pour l'autre, l'opérateur n'a qu'à suggérer au sujet de se déshabiller, pour qu'il obéisse, sans autre indication, et sans se faire prier, en aucune façon.

Toutefois, avant de faire connaître les moyens que nous employons pour forcer un sujet à se dévêtir, il nous paraît nécessaire de prévenir ceux qui s'inspireront de nos conseils, que l'expérience en question est particulièrement délicate, et qu'il leur appartient de ne pas la pousser à ses extrêmes limites, pour éviter un scandale. Il peut arriver, en effet, que l'hypnotisé, après avoir — si c'est un homme — enlevé sa redingote et son gilet, songe à se débarrasser de ses autres vêtements les plus indispensables, et l'intervention seule de l'opérateur peut le faire renoncer à son projet. Hâtons-nous de dire que cette éventualité ne se présente que quand on a recours à la suggestion, et que l'hypnotiseur peut, en soufflant fortement deux ou trois fois sur le front du sujet, le faire sortir instantanément de l'état d'inconscience dans lequel il vient d'entrer.

Voici, maintenant, comment on doit procéder, quand on n'a pas recours à la suggestion mentale :

L'opérateur se place en face du sujet, et porte ses deux mains au niveau des coudes de ce dernier, à une distance de dix à quinza centimètres. Il les descend ensuite assez rapidement jusque vers le milieu des avant-bras, pour les remonter aussitôt dans la direction du bouton qu'il veut le forcer à déboutonner le premier. Dans cette dernière partie du mouvement, les mains de l'hypnotiseur tendent à se rejoindre au niveau de la boutonnière qu'il a en vue, et leur face palmaire est tournée vers le menton, comme elle doit l'être, d'ailleurs, dès le début.

Il renouvelle ce mouvement de haut en bas et de bas en haut — avec la ferme volonté d'agir sur les bras du sujet — tant qu'il n'a pas obtenu gain de cause. Bientôt, les bras de l'hypnotisé se contracturent légèrement et se dirigent, en dépit de sa résistance, vers la boutonnière choisie. Ses doigts ne tardent pas à s'y fixer, sur les deux côtés du vêtement, ceux de la main droite tenant la boutonnière, et ceux de la gauche serrant l'étoffe voisine.

Ce premier résultat obtenu, il ne reste plus à l'hypnotiseur qu'à faire exécuter par le sujet les mouvements que fait un homme pour déboutonner sa redingote et la retirer.

Dans ce but, il place ses mains en face de celles de l'hypnotisé, en ayant soin de ne pas raidir ses bras, et même de ne pas trop les étendre, pour leur conserver beaucoup de souplesse. (Le plus simple est, au fond, d'appuyer ses coudes contre le corps, de façon à n'utiliser que les avant-bras et les mains.) Aussitôt après, il écarte, d'un mouvement ni trop rapide, ni trop lent, ses avant-bras l'un de l'autre, à une distance de dix centimètres environ pour chacun, en même temps qu'il plie et étend alternativement ses doigts.

Bientôt, ceux du sujet se crispent plus fortement sur les parties de l'étoffe avec lesquelles ils sont en contact, et ses avant-bras ne tardent pas à être entraînés dans le mouvement d'attraction exécuté par les mains de l'opérateur, de dedans en dehors. Cela revient à dire que le premier bouton, et, à sa suite, tous les autres, se séparent de leurs boutonnières respectives. A ce moment, l'hypnotiseur augmente l'étendue du champ parcouru primitivement par ses avant-bras, — toujours dans le sens de dedans en dehors, — et les coudes du sujet finissent par se serrer contre son corps, tandis que ses bras s'étendent de plus en plus en dehors, éloignant à mesure les deux côtés de la redingote l'un de l'autre.

L'opérateur doit, dès lors, étendre ses bras, et leur faire exécuter des mouvements à peu près semblables à ceux que fait un homme qui nage, et cela avec une certaine rapidité. Pour cette partie de l'expérience, nous conseillons de placer de préférence les mains de telle façon que les faces dorsales soient en dedans, et les doigts sensiblement inclinés en dehors. La distance initiale entre les mains doit varier entre quinze et vingt centimètres, et la distance finale, entre cinquante et soixante-quinze.

Au bout de quelques instants, la partie supérieure et postérieure de la redingote quitte les épaules de l'hypnotisé, et glisse le long de son dos. Bientôt le vêtement n'est plus maintenu que par les avant-bras et par les mains toujours crispées sur l'étoffe. Or, les gestes de l'opérateur, secondés par sa volonté, tendant à attirer les bras du sujet de plus en plus en dehors et en arrière, il arrive fatalement que les mains du sujet s'ouvrent entièrement et lâchent l'étoffe, et, dès lors, le vêtement tombe de lui-même.

(Nous comptons sur l'intelligence du lecteur, et aussi sur la pratique qu'il aura acquise au cours des expériences précédentes, pour suppléer au manque relatif de clarté que peut présenter celle-ci, au point de vue de la description des mouvements à exécuter; mais nous espérons qu'il se montrera indulgent, en songeant aux difficultés que présente cette description.)

Maintenant que l'hypnotisé a retiré sa redingote, il s'agit de le forcer à enlever son gilet. Or, rien n'est plus facile, à cause de l'entraînement résultant de l'expérience précédente. L'opérateur n'a, pour cela, qu'à diriger, par la série de mouvements que nous avons décrite, les mains du sujet vers le bouton supérieur de son gilet, et à procéder exactement comme il l'a fait pour la redingote, et le gilet ne tarde pas à rejoindre celle-ci sur le plancher.

A de très rares exceptions près, l'expérience de l'enlèvement de ses vêtements marque, pour l'hypnotisé, le moment où il cesse d'avoir complètement conscience de ses actes ; mais cet état ne se manifeste que tant qu'il est sous l'influence hypnotique, c'est-à-dire pendant que l'opérateur procède à une nouvelle expérience.

Il est donc aisé de comprendre que, dans de pareilles conditions, la *volonté* de l'opérateur se transforme d'elle-même en une véritable *suggestion*, et que le sujet se montre de la plus grande docilité, exécutant avec une sorte d'empressement tout ce qu'il plaît à l'hypnotiseur de lui commander.

Nous ne saurions donc trop prémunir *les débutants* contre les imprudences regrettables qu'ils pourraient commettre dans la dernière partie de l'épreuve de l'enlèvement des vêtements, et nous nous empressons de les avertir que, pour faire cesser *instantanément* l'état d'inconscience, il suffit de souffler fortement une ou deux fois sur le front du sujet.

D'autre part, nous jugeons superflu de leur dire qu'ils doivent s'abstenir de procéder à l'expérience suivante, chaque fois qu'il se trouve des dames dans la société, de peur de ne pas savoir se rendre maîtres assez à temps des mouvements de l'hypnotisé.

Ces réserves faites, voici comment on doit

s'y prendre pour faire exécuter par le sujet le simulacre d'enlever son pantalon.

— Et maintenant, lui dit l'opérateur, vous allez vous débarrasser de votre pantalon.

Puis il fait, avec ses mains, quelques gestes, de dehors en dedans, dans la direction du bouton supérieur du pantalon du monsieur.

Celui-ci, loin de résister à cet ordre, s'empresse de saisir, de ses doigts crispés, la boutonnière, et de la séparer du bouton.

Mais, aussitôt, l'opérateur, qui surveille attentivement ses mouvements, et qui se tient tout près de lui, lui souffle fortement sur le front, pour l'empêcher de déboutonner tout son pantalon. L'hypnotisé reprend *sur-le-champ* conscience de lui-même, et remet tout en ordre.

Quand on a acquis une certaine pratique, cette expérience peut être faite même devant des dames, à la condition, bien entendu, qu'elles soient des amies de la maison, et qu'on les connaisse assez pour savoir qu'elles ne protesteront contre cette épreuve que par de petits cris effarouchés et par l'application devant leurs yeux de leur éventail ou de leur mouchoir.

Pour notre part, nous n'hésitons jamais à faire cette expérience en public, quelle que soit la composition de l'assistance, parce que nous savons arrêter toujours le sujet au moment voulu, de façon à éviter de froisser les sentiments les plus respectables des représentants du beau sexe ; mais, nous le répétons, *les débutants* doivent s'en abstenir, en se disant qu'ils se rattraperont plus tard.

*
* *

Il va de soi que cette expérience est encore plus délicate, quand il s'agit d'une dame, à moins qu'on ne se trouve dans un milieu qui se prête au simulacre de cette plaisanterie. Pourtant, comme les femmes conservent presque toujours sur elles, soit un manteau, soit une jaquette, on peut, sans inconvénient, les forcer à quitter ce vêtement qui n'a rien d'indispensable dans un salon.

Dans ce but, il suffit de s'inspirer des conseils que nous avons donnés pour forcer un homme à se dépouiller de sa redingote, et d'exécuter les mouvements que nous avons décrits.

Si, chose qui serait étonnante, toutes les dames hypnotisées sont « en taille », on se contente de les obliger à enlever leurs gants ou les rubans qu'elles peuvent avoir autour du cou.

Quand on a acquis une certaine sûreté de coup d'œil, et qu'on est bien maître de soi, on peut, sans risquer de choquer personne, forcer une femme à commencer à dégrafer son corsage, puisqu'on sait qu'il suffit de lui souffler sur le front pour lui rendre instantanément son libre arbitre, et, par conséquent, pour arrêter ses mouvements.

En ce qui nous concerne, nous n'hésitons jamais à soumettre quelque dame à cette épreuve, mais nous le faisons avec toute la discrétion voulue. Nos « élèves » pourront en faire autant quand ils seront bien sûrs d'eux-mêmes, quand, par exemple, ils seront intervenus, en temps opportun, pour empêcher un sujet homme de déboutonner son pantalon plus bas qu'il ne convient.

LES FRÈRES SIAMOIS

Pour éviter des déceptions aux débutants, nous ne saurions leur répéter trop souvent que, pour les expériences que nous sommes en train de décrire, et qui ont trait aux divers phénomènes de contracture, ils ne doivent les tenter que sur des sujets suffisamment entraînés.

En voici une, par exemple, qui réussit toujours, et qui présente un réel intérêt, mais à laquelle on ne doit procéder que sur des sujets déjà fatigués par une longue série d'épreuves.

L'opérateur prend deux sujets et, après leur avoir passé plusieurs fois la main sur la région dorsale, il les met en contact, dos à

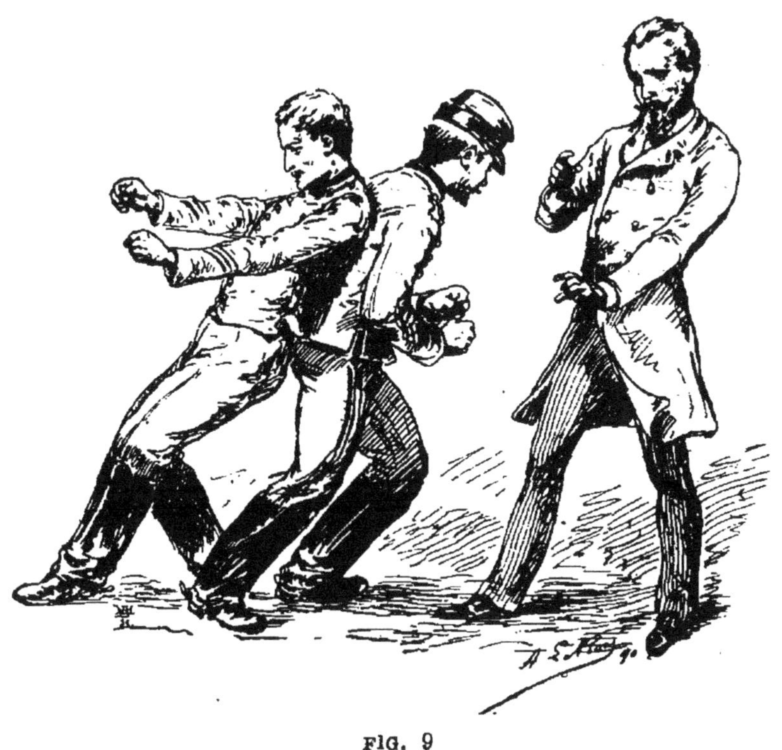

FIG. 9

dos, avec la ferme volonté de les empêcher de se séparer.

Tout à coup, il les invite à marcher droit devant eux, par conséquent à s'éloigner l'un de l'autre; mais, alors, on voit le plus fort entraîner le plus faible, en dépit de la résistance qu'oppose celui-ci, qui se met à marcher à reculons, les deux corps paraissant n'en faire qu'un.

L'hypnotiseur se charge de les guider lui-même, et de leur faire faire une promenade aussi bizarre que possible à travers la pièce. Dans ce but, il se place devant le sujet qui a donné le branle, et il l'attire vers lui par quelques gestes de la main droite, conformément à la manière de procéder que nous avons exposée dans le chapitre *Attraction*. Il se met alors à circuler à travers les groupes, au milieu des sièges, et ces frères siamois d'un nouveau genre le suivent avec la plus grande docilité.

Quand il juge que le moment de les séparer est venu, il les prend l'un et l'autre par une épaule, et le contact cesse comme par enchantement.

LES ROLES RENVERSÉS

Pour cette expérience, l'opérateur s'adresse aux deux sujets sur lesquels il a fait la précédente, et il les invite à se prendre à bras-le-corps, comme pour une lutte, car c'est bien, en effet, d'une lutte qu'il s'agit. Seulement, il a la ferme volonté de permettre au plus faible de tout à l'heure de prendre sa revanche, et de renverser son adversaire.

Dès que les deux champions se sont enlacés, il met le plus fort au défi de terrasser le plus faible. La lutte s'engage, et l'hypnotiseur doit en suivre, avec une attention extrême, toutes les péripéties. Dès qu'il remarque que celui qu'il veut voir remporter la victoire, est sur le point d'être renversé, il fait avec les mains (celles-ci largement ouvertes) un mouvement semblable à celui que fait avec le balancier un équilibriste, qui se sent pencher d'un côté, et aussitôt celui qui faiblissait se redresse. Quand ce manège s'est renouvelé un certain nombre de fois, le plus fort se trouve décontenancé.

L'opérateur penche alors son corps lentement, mais par saccades (ses mains semblant toujours tenir le balancier) dans le sens où il veut voir tomber celui qu'il a condamné à être battu, et le corps de ce dernier suit les mouvements de celui de l'hypnotiseur, et ne tarde pas à rouler sur le plancher, entraînant le vainqueur dans sa chute.

Quand l'opérateur a acquis une certaine expérience, il lui est facile d' « humilier » de la sorte ses sujets les plus vigoureux, en les mettant aux prises avec les plus débiles, et en les faisant toujours succomber dans la lutte. Mais, pour cela, il est nécessaire qu'il accompagne les mouvements oscillatoires qu'il imprime à son buste et à ses bras, de la ferme volonté de réussir.

CLOUÉ SUR PLACE

Pour cette expérience, nous supposons que le sujet sur lequel on va la tenter, a déjà été soumis aux diverses épreuves de contracture musculaire partielle, ou, du moins, à plusieurs de ces épreuves, et nous ne garantissons le succès que si cette condition est remplie.

L'opérateur choisit le moment où un hypnotisé marche en lui tournant le dos. Sans lui avoir, préalablement, fait part de ses intentions, il étend brusquement un de ses bras, — les deux au besoin, — et fait un geste impérieux de haut en bas, en raidissant ses bras et ses mains. Le trajet parcouru par ces dernières doit être de trente centimètres environ.

En même temps qu'il fait ce geste dans la direction du sujet, l'hypnotiseur regarde fixement les jambes de celui-ci, avec la pensée de les immobiliser instantanément.

S'il n'a négligé aucune des prescriptions que nous venons d'indiquer, l'hypnotisé s'arrête sur-le-champ, comme s'il venait d'être cloué sur place, et il lui est absolument impossible d'avancer ou de reculer.

En général, pour lui rendre l'usage de ses membres inférieurs, il suffit que l'opérateur fasse, avec une de ses mains, un geste comme s'il voulait le pousser en avant ; mais il arrive, parfois, que ce moyen est insuffisant, et qu'il faut s'approcher du sujet et lui souffler sur le front pour le voir se remettre en mouvement.

*
* *

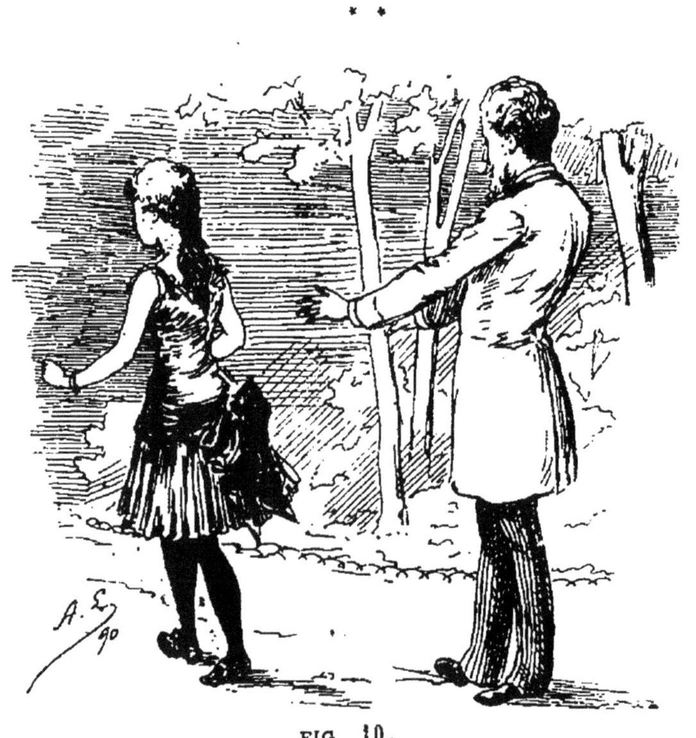

FIG. 10.

Nous allons, maintenant, aborder une série spéciale d'expériences qui demandent quelques explications préliminaires. En effet, avant de dire comment on doit procéder pour rendre un sujet successivement muet, sourd et aveugle, nous devons prévenir les débutants qu'il pourrait y avoir quelques inconvénients à priver un hypnotisé de l'usage de la parole, sans l'avertir de ce qu'on se propose d'obtenir sur lui.

Il est évident que chacun, en se voyant devenu subitement muet, sans pouvoir s'en expliquer la cause, serait porté à s'effrayer de ce phénomène inquiétant, et pourrait parfaitement croire qu'il est une conséquence imprévue d'une longue suite d'hypnotisations. De là à produire une crise nerveuse, il n'y aurait qu'un pas, et il est bon de l'éviter, à tous les points de vue.

D'ailleurs, l'expérience présente, par elle-même, assez d'intérêt pour qu'on ne cherche pas à la « corser » par l'imprévu.

UN SUJET MUET

Si, au moment où il est décidé à faire cette expérience, l'opérateur observe que, parmi ses sujets, il en est un — ou une — qui se montre plus loquace que les autres, il s'approche de lui, et lui déclare que, le trouvant trop bavard, il va lui infliger une pénitence en le rendant muet.

Si le sujet ignore qu'il est tout aussi facile de contracturer le muscle lingual que tout autre, il croit à une plaisanterie, et s'empresse de répondre :

— Je voudrais bien voir comment vous vous y prendriez pour m'empêcher de parler.

— Eh bien ! je vais vous le montrer, réplique l'opérateur, et il invite l'hypnotisé à lever un peu la tête.

Il se place alors en face de lui et se met à lui titiller le muscle lingual par sa partie inférieure, c'est-à-dire sous le menton, en se conformant aux règles suivantes :

Il applique son pouce sur le côté droit de ce muscle, à une faible distance du maxillaire inférieur, tandis qu'il place son index et son médian du côté opposé ; puis il fait trembler ses mains d'une façon rapide et continue. A un moment donné, le sujet cherche à faire une série de mouvements de déglutition qu'il a de la peine à opérer ; bientôt, l'hypnotiseur sent sa langue se raidir, et, s'il interroge le sujet, celui-ci lui avoue, en général par un signe de tête, qu'elle semble avoir un volume inusité. Il continue encore pendant quelques instants ses titillations, et, retirant subitement sa main, il pose une question quelconque à l'hypnotisé : il lui demande, par exemple, son nom.

Dans la plupart des cas, ce dernier ouvre la bouche, mais il lui est impossible d'articuler une parole ; parfois, cependant, il arrive à répondre, grâce à de grands efforts, mais il ne le fait qu'en bégayant.

S'il en est ainsi, l'opérateur doit reprendre ses titillations pendant une minute environ, après quoi il peut être assuré que son homme est absolument muet. Il peut, dès lors, le taquiner de toutes les façons, sans risquer qu'il lui réplique autrement que par des signes de tête ou des gestes.

Quand il estime que l'épreuve a assez duré, il peut distraire encore l'assistance, en dégageant partiellement le sujet, de façon à le forcer à bégayer.

Pour cela, il fait quelques légères frictions (cinq ou six) avec tous ses doigts sur le muscle contracté, mais il a soin que, pour cette opération, le pouce occupe le côté droit de ce dernier, tandis que ses autres doigts glissent sur le côté opposé.

Il interroge alors l'hypnotisé, qui est incapable de prononcer deux syllabes sans s'y prendre à plusieurs fois. L'effet produit par ce bégaiement est toujours fort comique, et cette partie de l'expérience de la contracture de la langue ne doit jamais être négligée, car elle intéresse encore plus que le mutisme complet lui-même.

Pour dégager entièrement, on fait quelques frictions énergiques sous le menton.

*
* *

Quand on a obtenu sur un hypnotisé la contracture de la langue au moyen des titilla-

tions, on peut, le plus souvent, arriver au même résultat, sans aucun attouchement, par la seule *puissance de la volonté*.

Voici comment on procède :

L'opérateur choisit le moment où le sujet, ayant été complètement dégagé, est en train de parler avec quelqu'un, fût-ce pour lui raconter l'impression que lui a produit l'expérience précédente.

Il s'approche de lui, de l'air le plus innocent, comme pour se mêler à la conversation, puis il étend brusquement la main et fait avec celle-ci un geste énergique de gauche à droite, à *une certaine distance, mais autant que possible au niveau du menton du sujet*. Il accompagne ce geste de la ferme volonté d'empêcher l'hypnotisé d'achever le mot qu'il a commencé, et, à l'ébahissement général, ce résultat est obtenu instantanément.

L'hypnotiseur peut faire ainsi toute une

série de surprises à ses sujets et les rendre muets les uns après les autres. Rien ne l'empêche, d'autre part, de les interrompre à chaque instant au milieu de leurs phrases, et, pour leur rendre sur-le-champ la parole, il suffit de *vouloir* qu'ils la recouvrent, sans qu'il soit besoin du moindre attouchement.

Il va sans dire que, puisqu'il est possible de contracturer la langue d'un sujet qui parle, on peut arriver au même résultat sur un sujet qui chante, et l'effet produit est toujours fort cocasse, pourvu qu'on sache choisir le moment favorable.

Supposons, en effet, qu'un hypnotisé soit en train de chanter une chanson : s'il plaît à l'opérateur de l'interrompre, il n'a qu'à étendre brusquement la main dans la direction du menton du sujet, et celui-ci s'arrête ; or, si l'effet a été produit au milieu d'un mot, il achèvera ce mot au moment où, par la volonté de l'hypnotiseur, cessera la contracture de sa langue, et rien n'est plus amusant que d'entendre prononcer la ou les dernières syllabes d'un mot commencé quelques secondes ou quelques minutes auparavant.

UN SUJET QUI A L'OREILLE DURE

Quand on a terminé la série des expériences sur les effets de la contraction de la langue, on passe généralement à une autre épreuve bizarre qui consiste à rendre le sujet complètement sourd.

Voici comment on procède pour obtenir ce phénomène extraordinaire, dont il est jusqu'ici impossible de comprendre la cause physique : l'opérateur applique deux doigts de chaque main sur les oreilles du sujet de façon à boucher les orifices. Il les laisse quelques secondes et pense continuellement à produire la surdité. Puis il les retire et se met à parler à l'hypnotisé.

Dans la plupart des cas, celui-ci n'entend absolument rien de ce qu'on lui dit. On a beau parler très fort, crier même à son oreille et lui faire les compliments les moins flatteurs, il est sourd et il le prouve.

Quand un sujet se montre rebelle à la simple application des doigts sur le point que nous avons indiqué, et continue à répondre aux questions qu'on lui pose, on a de nombreuses chances d'obtenir le résultat cherché en bouchant les oreilles avec le pouce seul, en même temps qu'on applique les autres doigts, en pressant assez fortement, sur la base du crâne (la nuque).

Pour dégager, il suffit de frictionner légèrement l'oreille et de vouloir faire cesser la surdité.

UN SUJET AVEUGLE

Pour terminer la série des phénomènes de contracture partielle, nous allons indiquer comment on procède pour rendre un sujet aveugle.

L'opérateur applique un doigt (de préférence le pouce) sur chacune des paupières supérieures de l'hypnotisé avec la ferme volonté d'empêcher ce dernier de les rouvrir. Quand il retire ses doigts, le résultat est obtenu, et le malheureux sujet est complètement aveugle.

(Nous verrons, au chapitre de la *Suggestion*, qu'on peut produire le même phéno-

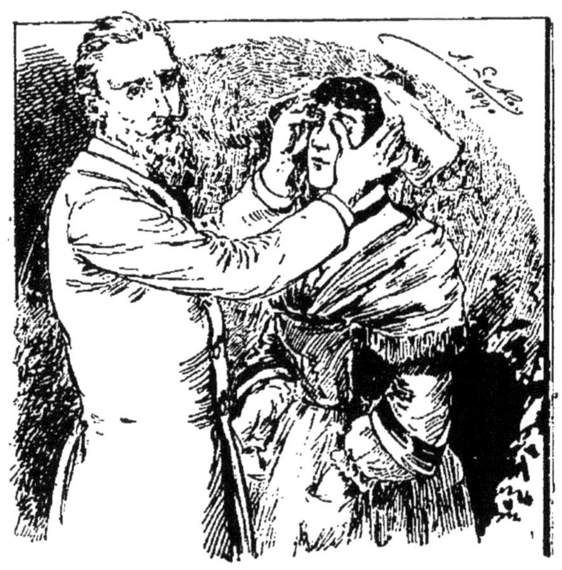

FIG. 11.

mène sans recourir au moindre attouchement et sans la clôture des paupières).

Pour dégager, il suffit de passer deux ou trois fois ou de souffler sur les yeux.

CONTRACTURE GÉNÉRALE

La plupart des opérateurs obtiennent ce phénomène, soit pendant le sommeil hypnotique des sujets, soit quand ils opérent par la fascination. Notre méthode a, sur les leurs, l'immense avantage de laisser les sujets complètement éveillés, ce qui nous permet de causer avec eux, de leur demander leurs impressions, de les faire rire de la posture bizarre dans laquelle nous les avons placés, en un mot, de laisser leur cerveau absolument libre.

N'est-il pas, en effet, infiniment plus agréable pour l'opérateur aussi bien que pour les assistants, d'avoir sous les yeux un être se rendant absolument compte de l'état dans lequel il se trouve, que d'y avoir un sujet réduit à celui de masse inerte présentant tous les caractères de la rigidité cadavérique ?

Car — qu'on ne s'y trompe pas — la contracture du corps n'est autre chose que la catalepsie, mais une catalepsie en quelque sorte artificielle, que nous faisons disparaître instantanément. Elle est, tout comme la catalepsie pathologique, caractérisée par l'insensibilité complète des parties contracturées, par leur rigidité absolue, etc., etc.

Empressons-nous de dire que cette expérience est tout aussi inoffensive que les précédentes, et que les débutants peuvent la faire sans avoir à redouter la moindre complication ; seulement, nous conseillons d'en avertir, préalablement, les sujets et les personnes présentes, car elle a, par elle-même, un caractère passablement effrayant.

Voici comment on procède :

L'opérateur invite son sujet à se tenir debout, et à rester immobile à peu près dans la pose du soldat sans armes. Puis, il invite une ou deux personnes à se tenir derrière l'hypnotisé pour le retenir, dans le cas où il ferait mine de tomber à la renverse. Cette précaution prise, il passe la main droite, en frottant ni trop fort ni trop doucement, le long du dos du sujet, en partant du niveau des épaules pour aboutir à celui des premières vertèbres lombaires. Après une dizaine de ces frictions, il en fait une série à peu près égale le long des bras, des cuisses et des jambes, jusqu'au moment où il constate qu'il a obtenu la rigidité des membres, mais une rigidité complète.

Il prie alors un assistant de prendre le

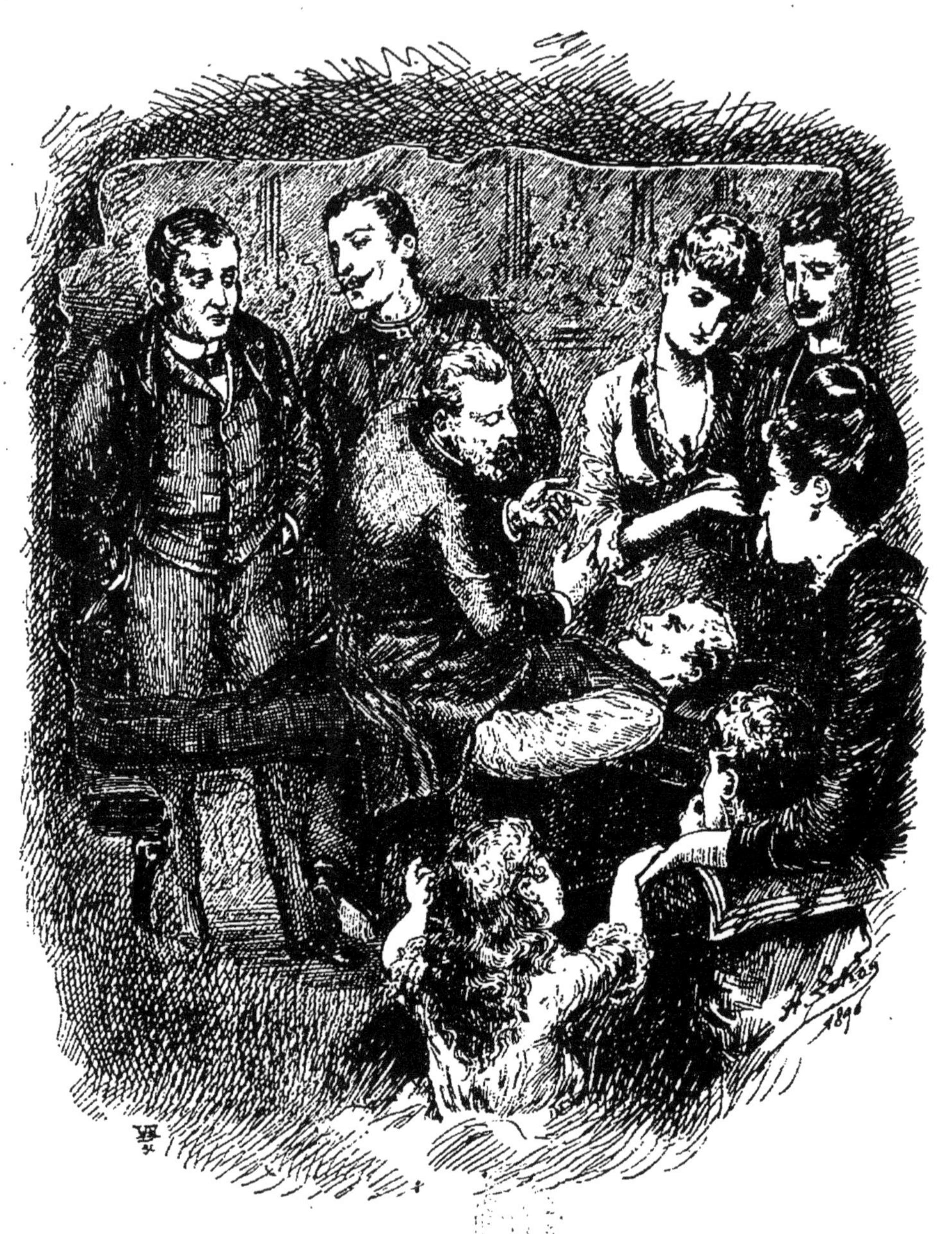

FIG. 12.

sujet par les bras et de le pencher en arrière; en même temps, il se baisse, le prend lui-même par les pieds et le soulève. Il ne reste plus qu'à l'installer sur deux sièges, placés à une distance convenable, et de telle sorte que la tête et les pieds seuls portent sur ceux-ci.

L'opérateur demande ensuite à l'hypnotisé s'il se trouve bien, et, comme la réponse est toujours affirmative, il s'occupe sur-le-champ de compléter l'expérience. Dans ce but, il s'assied sans cérémonie sur le milieu du corps du sujet, et, relevant ses jambes, il se met à bavarder avec ce dernier, qui déclare n'éprouver aucune fatigue et même ne pas sentir la pression qu'exerce sur lui l'opérateur.

Celui-ci balance ses jambes, gesticule tout à son aise, engage la conversation avec les autres personnes et affecte, pendant un moment, d'oublier qu'il est assis sur un siège humain, et de se désintéresser de l'hypnotisé.

Théoriquement, l'hypnotiseur pourrait laisser très longtemps le sujet dans cette position, mais quelques minutes nous paraissent suffisantes pour faire la démonstration de la contracture générale des membres.

Avant de dégager le sujet, l'opérateur peut inviter deux assistants à le prendre, l'un par la tête et l'autre par le cou, et à lui faire faire ainsi le tour de la salle.

Enfin, quand il veut lui rendre l'usage de ses membres, il lui souffle fortement sur le front, et, pour dissiper toute fatigue, il pratique un massage sur les bras et les jambes.

Dans l'état de contracture (que celle-ci soit partielle ou générale), on observe toujours un phénomène très bizarre, qui n'est autre que l'insensibilité absolue. C'est ainsi qu'on peut pincer, piquer même les sujets avec une épingle sans qu'ils manifestent ou éprouvent la moindre douleur. Cela est si vrai que nous avons vu beaucoup d'hypnotiseurs traverser de part en part un membre en état de catalepsie ; mais nous ne saurions recommander d'expérimenter ce procédé barbare, qui n'est pas plus probant qu'une piqûre d'épingle. En effet, il est universellement reconnu aujourd'hui que la sensibilité diminue à mesure qu'on pénètre dans des couches plus profondes, ce qui revient à dire que la peau (le *derme* et non l'*épiderme*) est la partie la plus sensible, à cause de la richesse de son réseau nerveux, qui est beaucoup plus développé que celui des muscles et autres tissus sous-cutanés.

La perforation d'un bras a toujours quelque chose d'effrayant pour les personnes présentes, et l'opérateur lui-même ne saurait guère y recourir sans une véritable répugnance, bien que, pendant la contracture du membre, le trou pratiqué ne donne lieu à aucun écoulement de sang, en prenant quelques précautions que nous éviterons même de faire connaître.

Nous estimons qu'on doit se contenter de pincer la peau, et cela avec une certaine discrétion, de façon à éviter qu'il en résulte des ecchymoses; et c'est tout au plus si nous admettrions qu'on allât jusqu'à une petite piqûre d'épingle. Quand on est en train de faire de la science amusante, on ne peut, raisonnablement, dépasser certaines limites...

Pour bien prouver que le sujet n'éprouve aucune douleur, quand on lui pince le bras, on l'invite à détourner la tête, pour éviter qu'il se rende compte, *de visu*, de ce qui se passe, et, alors, on peut lui tortiller la peau sans qu'il s'en aperçoive et sans que les muscles de son visage trahissent la moindre sensation désagréable.

C'est grâce à cette insensibilité absolue que, depuis quelque temps, certains chirurgiens des hôpitaux de Paris, de la province e de l'étranger remplacent le chloroforme par l'hypnotisation, pour leurs opérations. Et cela se conçoit aisément, puisque l'hypnotisation a, sur tous les anesthésiques, entre autres avantages, celui de ne présenter aucun danger. Mais nous devons déclarer que ces messieurs, pour une cause que nous ne saisissons pas bien, ne cherchent, pour la plupart, à obtenir l'insensibilité du membre ou de la partie du corps sur laquelle ils veulent opérer, qu'après avoir préalablement produit le sommeil hypnotique. Or, celui-ci exige, parfois, de longs efforts, tandis que notre procédé permet d'arriver à la catalepsie localisée en quelques secondes, quand on a affaire à des personnes *sensibles*, et celles que l'on peut endormir sont absolument et toujours dans ce cas.

Qu'on nous pardonne cette digression que nous a inspirée notre désir de prouver que, si les chirurgiens peuvent pratiquer une grande opération, telle que l'amputation d'un membre, sans que le patient éprouve la moindre douleur, on peut, à plus forte raison, pincer et piquer les sujets sans qu'ils s'en aperçoivent.

DE LA SUGGESTION

Dans ce chapitre, nous ne nous occuperons que de la suggestion à l'état de veille, nous réservant de faire connaître ensuite les expériences auxquelles on peut procéder, par la suggestion pendant le sommeil. Mais, avant tout, nous devons dire quelques mots de la suggestion elle-même.

La suggestion est l'acte par lequel on fait croire à quelqu'un qu'il est ce qu'il n'est pas, qu'il fait ce qu'il ne fait pas, qu'il pense ce qu'il ne pense pas, qu'il désire ce qu'il ne désire pas, qu'il trouve bon ce qui est mauvais, etc., etc.

Pour suggérer quelque chose à un sujet *éveillé*, il ne suffit pas de le penser, il faut encore le lui dire, et le lui dire avec une conviction réelle en apparence.

Dans les expériences de suggestion, il est nécessaire de ne s'adresser qu'à des sujets parfaitement entraînés, ou déjà fatigués par une série d'expériences.

Nous allons décrire celles que nous faisons d'habitude, mais nous tenons à déclarer que l'ordre dans lequel nous les présenterons n'a aucune importance, et qu'on peut tout aussi bien commencer par la dernière que par la première.

L'HOMME-NOURRICE

L'opérateur s'approche d'un sujet-homme, et lui dit à brûle-pourpoint :

— Voyons, vous n'y pensez donc plus ? Pourquoi laissez-vous crier votre nourrisson ? Il a besoin de téter, ce pauvre petit !

Naturellement, le sujet ainsi interpellé manifeste le plus grand ébahissement. Que diable ! il n'est pas une femme, il n'a pas de nourrisson, et il n'entend pas d'enfant crier ! Il regarde l'hypnotiseur avec une sorte d'inquiétude, se demandant si la pratique des choses de l'hypnotisme ne l'a pas fait devenir subitement fou. Mais, en présence du calme et du sérieux de l'opérateur, il finit par éclater de rire, en disant :

« En voilà un farceur ! Parce qu'il a réussi à me faire marcher malgré moi, il se figure que...

— Pardon, interrompt l'opérateur, c'est vous qui êtes *une farceuse*, puisque vous prétendez laisser souffrir votre nourrisson — car cet enfant (il fait semblant d'en porter un) réclame son petit dîner.

(Cette phrase, ou toute phrase équivalente, doit être dite sans sourciller, et avec un parfait accent de sincérité.)

En même temps qu'il parle ainsi, l'hypnotiseur applique un pouce sur le front du sujet, et les autres doigts de la main sur sa tête; puis, il répète ces mots, en feignant toujours d'avoir un nouveau-né sur son bras libre :

— Mais, prenez donc votre enfant, vous dis-je !

Bientôt, le sujet est ébranlé; il fronce les sourcils, et devient songeur.

— Allaitez donc votre enfant! reprend l'opérateur d'une voix forte.

— Je ne suis pas une femme! proteste le sujet.

— Mais si, vous êtes une femme! N'est-ce pas que vous êtes une femme ?

— Non, je suis un homme !

— Je vous dis que vous êtes une femme !

— Tiens ! mais oui, je suis une femme ! finit par dire l'hypnotisé, avec une certaine conviction.

— Évidemment, vous en êtes une, et je vous ordonne d'allaiter votre bébé !

Et l'opérateur fait mine de placer un enfant sur les bras de sa mère.

Après quelques hésitations, le sujet étend les bras, et les replie aussitôt comme s'*il* serrait réellement un enfant contre sa poitrine.

Il est superflu de faire ressortir que, à partir de ce moment, l'état d'inconscience est parfaitement caractérisé, et qu'il augmente de plus en plus. En effet, si, par exemple, l'hypnotiseur invite le sujet à allaiter son nourrisson, on le verra déboutonner sa redingote et son gilet, bercer le bébé imaginaire, lui chanter l'air classique de « Dodo, l'enfant, do... », en un mot, incarner le rôle de nourrice.

Si l'opérateur veut poursuivre le cours de ses facéties, il recommandera au sujet de changer le linge de son enfant, de lui faire sa toilette, etc., etc., et l'hypnotisé obéira, imitant tous les gestes et mouvements d'une maman qui comprend toute l'étendue de ses devoirs.

Pour dégager, il suffit de souffler sur le front.

LA FEMME-SAPEUR

Après l'expérience qui a transformé un homme en femme, il est tout naturel de faire l'expérience inverse, et de faire jouer à une femme le rôle d'un homme. Nous ne pourrions en présenter une plus probante que celle qui consiste à suggérer à un sujet-femme qu'elle est un superbe troupier, et qu'elle a le visage orné d'une longue barbe.

L'hypnotiseur invite une dame entraînée à s'approcher d'une glace; puis, il se met à lui faire des compliments sur la belle barbe qui orne sa figure. Bien entendu, la dame commence par éclater de rire, parce qu'elle trouve la plaisanterie fort drôle. Mais l'opérateur conserve son sérieux et poursuit, avec une feinte conviction, la série de ses compliments, en fixant toujours le sujet.

Si la dame semble ne pas vouloir accepter le changement de sexe qu'on lui assigne, l'opérateur lui dit :

— Comment ! vous prétendez que vous êtes une femme ? C'est, vraiment, une plaisanterie fort bizarre... Regardez-vous donc dans la glace.

Ne fût-ce que par pure coquetterie, elle suit ce conseil de la meilleure grâce du monde ; et, tout à coup, elle fait un mouvement de vive surprise, car elle vient de remarquer qu'elle a la lèvre supérieure ornée d'une belle moustache qu'accompagne, avantageusement, une barbe longue et bien fournie.

La suggestion devient, dès lors, de plus en plus manifeste, et, à un moment donné, le sujet se met à caresser la barbe imaginaire qu'elle aperçoit sur sa figure.

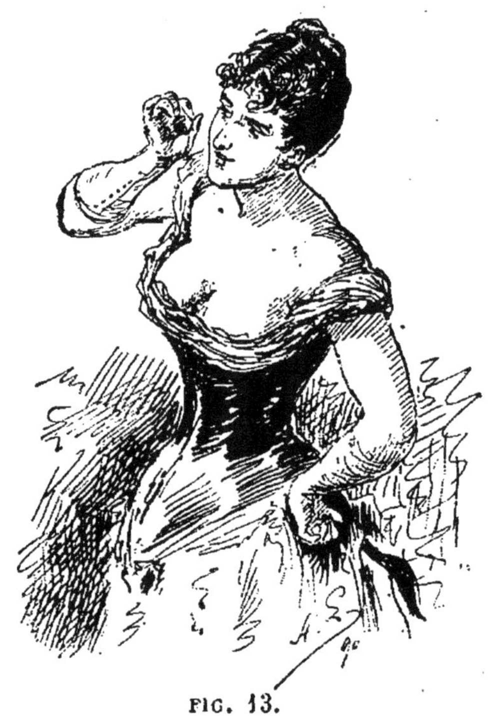

FIG. 13.

Si, chose excessivement rare, la suggestion verbale ne suffisait pas, l'opérateur devrait avoir recours à l'application du pouce sur le front du sujet, tout en lui répétant qu'il doit la friser, la lisser, etc.

A un moment donné, la dame est si bien convaincue qu'elle n'a jamais été qu'un homme, et qu'elle peut, à juste titre, se montrer fière de sa barbe, qu'elle va et vient devant la glace, et imite tous les gestes qu'emploient les beaux sapeurs pour se donner des airs vainqueurs et se rendre irrésistibles.

CHANGEMENT DE NOM

L'opérateur s'approche d'un sujet-homme, et lui demande comment il s'appelle.

— Je m'appelle Jean Marin, répond, par exemple, l'hypnotisé.

— Mais, vous ne vous nommez pas du tout Jean Marin, réplique l'opérateur ; vous vous appelez Pierre Berton.

Le sujet proteste, naturellement, et répète qu'il s'appelle bien Jean Marin.

— Je vous dis que vous vous appelez Pierre Berton, reprend l'hypnotiseur, et, après avoir appliqué son pouce sur le front du sujet, il ajoute :

— Vous vous appelez Jean Berton... Comment vous appelez-vous ?

Le sujet fronce les sourcils et semble réfléchir ; puis, tout à coup, il répond :

— Je m'appelle Jean Berton.

Il est inutile de dire que l'expérience du changement de nom peut être faite avec le même succès sur une dame.

De plus, on peut la varier à l'infini. Rien n'est plus facile, en effet, que de suggérer à un jeune homme qu'il a non vingt ans, mais quatre-vingt-dix, et on le voit se courber comme un vieillard de cet âge ; inversement, on suggère à une vieille femme qu'elle a dix-huit ans, et qu'elle doit se montrer coquette comme une jeune fille à marier.

LE CORDONNIER

Il est rare de rencontrer des personnes qui n'ont jamais vu travailler un cordonnier; il est donc facile de tenter sur tous les sujets l'expérience que nous allons décrire.

L'opérateur demande à un sujet quelle profession il exerce. Que celui-ci lui réponde qu'il est caissier, journaliste, député, rentier même, peu importe.

— Mais, vous vous trompez, lui dit-il, vous n'êtes pas rentier, puisque vous êtes cordonnier.

— Comment, cordonnier! proteste l'hypnotisé.

— Sans doute, vous êtes cordonnier, et vous devez terminer rapidement cette paire de chaussures.

Quand le sentiment de surprise bien légitime a été annihilé par la suggestion (en répétant sans cesse au sujet qu'il est cordonnier), l'hypnotisé s'assoit sur le parquet et imite absolument le travail qu'il a vu faire par des cordonniers. Il semble battre la semelle avec un marteau, percer le cuir, tirer sur le fil, enfoncer des clous, etc., etc.

LE CHIFFONNIER

S'il y a des gens qui n'ont jamais vu travailler un cordonnier, il n'en existe pas, à Paris, n'ayant pas vu opérer un chiffonnier, avec sa hotte, sa lanterne et son crochet. Il sera donc facile de suggérer à n'importe quel sujet qu'il exerce cette profession nocturne, car on est sûr d'avance qu'il sait en quoi elle consiste.

L'opérateur pose au sujet la question d'usage :

— Quelle est votre profession ?

— Je suis négociant.

— Comment, négociant ! Vous voulez rire, sans doute ? Pour ma part, je n'ai jamais entendu dire qu'un malheureux chiffonnier qui gagne sa vie en fouillant dans les boîtes à ordures soit rangé dans la catégorie des négociants patentés. Or, nous savons tous que vous êtes chiffonnier.

L'hypnotisé regarde l'opérateur d'un air ébahi.

— Mais oui, vous êtes chiffonnier, reprend ce dernier avec force et en fixant le sujet, puis il reprend :

— Vous êtes chiffonnier, vous dis-je !... Allons, quelle est votre profession?

Après plusieurs tentatives infructueuses, l'hypnotiseur finit par obtenir gain de cause, et le sujet déclare qu'il est, en effet, chiffonnier.

— Eh bien ! puisque vous êtes chiffonnier,

mettez donc tous ces morceaux de papier qui traînent ici dans votre hotte!

Aussitôt, le sujet se met en mouvement. Le buste incliné comme s'il pliait sous le poids de la hotte, il va dans tous les coins, qu'il fouille du regard, et, par instants, on le voit faire le geste habituel des victimes de M. Poubelle, c'est-à-dire piquer avec son crochet et mettre dans sa hotte un butin imaginaire.

Nous tenons à faire remarquer que, dès que la suggestion est faite, l'opérateur n'a plus à s'occuper du sujet, jusqu'au moment où il estime que l'épreuve a assez duré, et qu'il peut souffler fortement sur le front de l'hypnotisé pour le dégager. Ce principe s'applique à toutes les expériences de suggestion.

LE DÉCROTTEUR

Nos lecteurs trouveront, peut-être, que les dernières expériences que nous avons décrites sont d'un goût douteux. Nous partageons nous-même absolument cet avis ; mais, comme nous n'avons entrepris ce travail que pour permettre à ceux qui en prendront connaissance, de s'égayer par des scènes burlesques, nous avons choisi à dessein les épreuves qui s'éloignent le plus de la vie habituelle des salons, où, plus que partout ailleurs, se donnent les soirées amusantes.

Il nous semble que, si une jeune et jolie femme, se figurant tout à coup, par notre volonté, qu'elle est une simple chiffonnière, se met à agir comme si elle avait une hotte sur le dos et un crochet à la main, ses manières ne peuvent faire autrement que de provoquer un fou rire parmi les assistants. Et, qu'on ne s'y trompe pas : les rires, les clameurs, les quolibets n'ont aucune prise sur l'hypnotisé, qui reste étranger à tout ce qui se passe autour de lui et n'a d'autre préoccupation que d'accomplir la besogne qu'on lui a assignée.

Or, une grande dame oubliant son origine sa situation dans le monde, et imitant ces pauvresses qu'elle a aperçues, à l'aube, en rentrant du bal, fouillant dans les boîtes à ordures, paraîtra toujours plus drôle que si on lui avait suggéré, par exemple, de se transformer en institutrice et de faire la classe.

A notre avis, dans les expériences de suggestion, on doit, avant tout, rechercher les constrastes, et plus ceux-ci sont marqués, plus on démontre la puissance de l'hypnotisme.

Ainsi, prenons un ministre (ce n'est plus un oiseau rare aujourd'hui) qui ait consenti à se laisser hypnotiser. Nous lui suggérons qu'il n'a jamais eu d'autre portefeuille que celui que les commissionnaires-décrotteurs ont en poche pour inscrire les renseignements, et nous l'invitons à cirer les bottes des nombreux clients qui attendent.

Après les protestations d'usage qu'on aura réfutées par les moyens que nous avons fait connaître, il se penchera vers sa boîte, en retirera les brosses et le cirage, et s'acquittera, par des gestes, de ses nouvelles fonctions, le plus consciencieusement du monde.

Il serait peut-être plus difficile de faire l'épreuve contraire, c'est-à-dire de suggérer à un véritable décrotteur qu'il est devenu ministre et qu'il doit répondre à une interpellation sur les affaires de Dahomey ou sur la Conversion égyptienne, parce que le malheureux n'aurait probablement que des données fort restreintes sur les Amazones du roi Glé-Glé et sur l'état des finances khédiviales. Mais, en hypnotisme, pas plus que dans la vie réelle, on ne peut exiger l'impossible. D'ailleurs le champ du possible est assez vaste pour satisfaire les plus exigeants.

LES DEUX MÉDECINS

Ils sont rares ceux qui n'ont jamais eu affaire à un médecin. Chacun sait comment s'y prennent les disciples d'Esculape pour tâter le pouls, pour examiner la langue, etc., etc. On peut donc tenter avec tous les sujets l'expérience suivante :

On suggère à deux hypnotisés qu'ils sont de grands docteurs. Ce premier résultat obtenu, on dit à l'un que tous les malades qui vont venir le consulter sont dans un état alarmant : qu'ils ont une forte fièvre, que leur langue est très chargée. On s'adresse ensuite à l'autre, et on lui suggère que tous les clients qui vont venir s'adresser à lui sont des malades imaginaires qui se portent à merveille.

Les deux sujets étant ainsi complètement préparés, les assistants vont, à tour de rôle, consulter le médecin Tant-Mieux et le médecin Tant-Pis.

Et ces bons docteurs improvisés jouent admirablement les rôles qu'on leur a attribués : l'un hoche la tête et déclare que la guérison sera fort difficile à obtenir ; l'autre trouve, au contraire, que « ses malades » ne se sont jamais aussi bien portés.

JEAN-QUI-PLEURE ET JEAN-QUI-RIT

Après les deux médecins dont les diagnostics et pronostics diffèrent dans la mesure que nous venons d'indiquer, on peut faire une expérience, également à deux sujets, et non moins intéressante que la précédente.

Si, parmi ceux qui se sont prêtés aux épreuves que l'on a faites jusque-là, il en existe deux dont l'un ait le caractère gai et l'autre morose, on leur fait subir une transformation complète, c'est-à-dire que l'on suggère au premier d'être d'une tristesse navrante et au second d'avoir un véritable accès d'hilarité.

Voici comment nous conseillons de procéder :

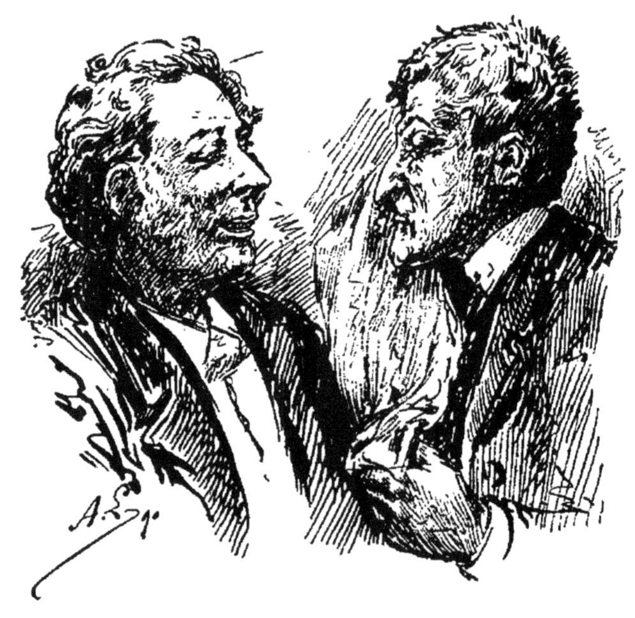

FIG. 14.

L'opérateur s'approche du sujet réputé comme ayant l'humeur fort joyeuse et, lui appliquant le pouce sur le front, il lui dit :

— Pourquoi êtes-vous si sombre ce soir?

— Mais je ne suis pas sombre du tout, réplique le sujet dans un éclat de rire.

— Comment, vous n'êtes pas sombre ! Mais vous avez ce qu'on appelle une figure d'enterrement, reprend l'hypnotiseur en lui lançant un regard pénétrant.

Sous ce regard, le sujet devient subitement pensif, son visage s'assombrit.

A cette constatation, l'opérateur s'écrie :

— Qu'avez-vous donc? Vous allez pleurer... Vous voyez bien que vous allez pleurer !

L'instant d'après, le pauvre hypnotisé fond en larmes et éclate en sanglots.

L'hypnotiseur s'adresse alors au second sujet.

— Voyez donc comme il pleure, lui dit-il, comme il a l'air malheureux ! Ah ! croyez-vous que c'est drôle de le voir pleurer ainsi !

Et, en parlant ainsi, il se met à rire de toutes ses forces et applique son pouce sur le front du sujet.

Bientôt, celui-ci sourit, puis son visage s'épanouit et, finalement, il s'esclaffe. Et, comme l'autre sujet continue à pleurer toutes les larmes de son corps, on assiste à la scène de Jean-qui-pleure et Jean-qui-rit.

LE CHEF D'ORCHESTRE

Voici une expérience de suggestion qui obtient toujours le plus vif succès et qu'on réussi très facilement.

L'opérateur s'adresse à l'un des sujets entraînés et lui demande s'il a jamais conduit un orchestre. La réponse est, en général, négative, mais cela n'a absolument aucune importance, puisque, par sa volonté, il va pouvoir forcer l'hypnotisé à battre la mesure avec un bâton imaginaire.

Quand son choix pour le chef d'orchestre

est arrêté, il invite tous les sujets à seréunir en cercle autour de ce dernier et leur dé-

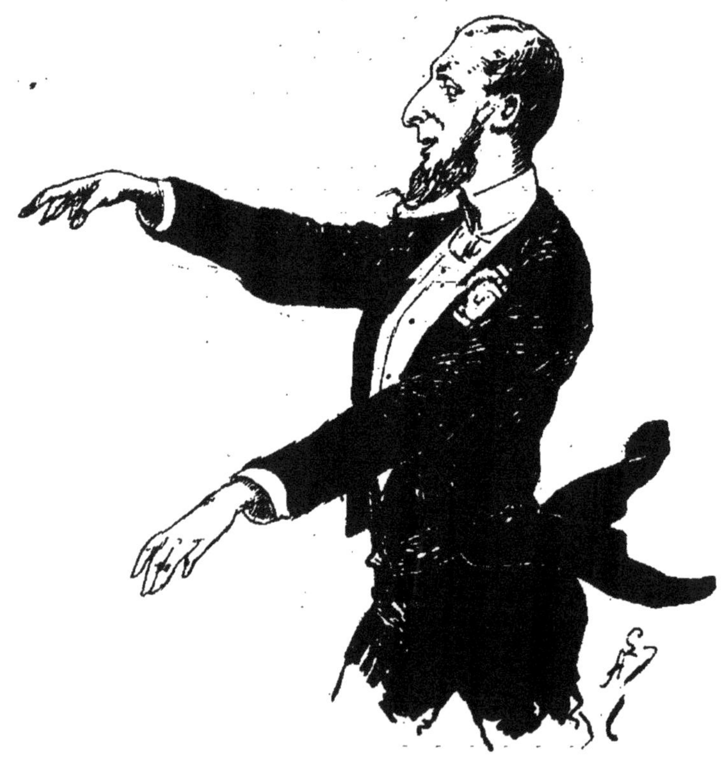

FIG. 15.

clare qu'ils vont chanter chacun qelque chose.

S'il y a des récalcitrants, — et il en a beaucoup, d'habitude, — l'hypnotiseur leur ordonne d'entamer une romance ou un air d'opéra. En cas de nouvelle résistance, il a recours à l'application du pouce sur le front, et, bientôt, commence une horrible cacophonie.

Sur un signe de l'opérateur, le chef d'orchestre improvisé se met à battre la mesure avec les deux bras, et il le fait avec une conviction et un sérieux absolus. S'il remarque qu'un chanteur s'arrête, il se dirige vers lui, et fait des gestes désespérés jusqu'à ce qu'il ait obtenu gain de cause.

En général, nous profitons de cette expérience pour renouveler celle de la contracture des mâchoires, par un geste brusque s'adressant à tous les sujets. Alors, on voit ces derniers s'arrêter subitement, les uns la bouche ouverte, les autres la bouche fermée, tandis que le chef d'orchestre garde ses bras raidis, dans la position où les a surpris le geste de l'hypnotiseur.

Sur un nouveau geste de celui-ci, — geste qu'il accompagne de la volonté de faire cesser la contracture — les hypnotisés reprennent leur concert.

UN BAL IMPROVISÉ

Après le chant, la danse.

L'opérateur invite tous les sujets entraînés à danser, l'un une polka, l'autre une valse, le troisième une mazurka, etc. Puis, il se met à battre très vite, avec les deux bras, une mesure quelconque. Bientôt, l'hypnotisé le plus sensible se met en mouvement, et son exemple ne tarde pas à être suivi par tous les sujets. Si quelques-uns se montrent rebelles à la suggestion, il recourt à l'application du pouce sur le front.

Il est bien entendu que nous ne prétendons pas que la suggestion ait le pouvoir d'apprendre à danser aux sujets; mais comme tout le monde a assisté à un bal et sait tout au moins que, pour danser, il faut lever les pieds et agiter les jambes, les hypnotisés esquissent des pas plus ou moins élégants, plus ou moins gracieux; et c'est là tout ce qu'on peut leur demander, puisque c'est tout ce que l'on cherche.

Quand les sujets se sont mis en mouvement, on n'a plus à se préoccuper d'eux; car ils danseraient, sans s'arrêter, jusqu'à épuisement complet de leurs forces. Bien mieux : pour les dégager, il faut les saisir au passage, à tour de rôle, et leur souffler fortement sur le front.

Nous conseillons, en outre, de mettre fin le plus tôt possible à cette expérience, qui fatigue beaucoup les hypnotisés, et pourrait nuire au succès de celles que nous avons encore à passer en revue, et que l'on peut, avec de la modération, faire dans la même soirée.

DES SUJETS QUI ONT TROP BU

De toutes les expériences de suggestion, il n'en est, croyons-nous, aucune qui mérite plus de ne pas être oubliée, que celle qui consiste à provoquer l'ivresse artificielle de tous les sujets entraînés.

Et, comme il s'agit, avant tout et uniquement, d'amuser les assistants et les hypnotisés eux-mêmes, nous n'hésitons jamais à y faire participer les représentants du beau sexe.

Voici la manière de procéder :

L'hypnotiseur incite tous les sujets préparés à se donner le bras; puis il se place à quelques pas d'eux, et leur dit d'un ton abso-

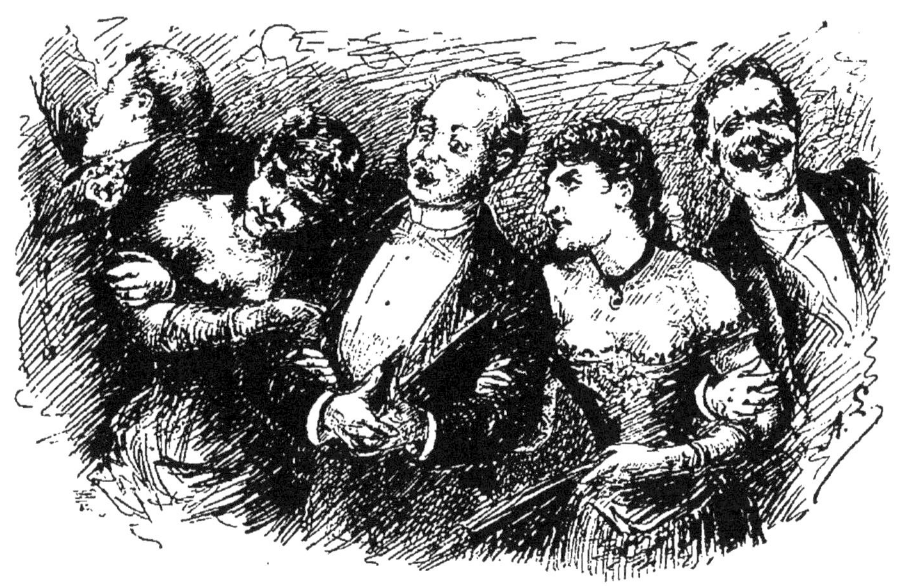

FIG. 16.

lument sérieux : « Mais il me semble que vous êtes les uns et les autres dans un état anormal. Je ne comprends pas que des gens bien élevés se permettent de se présenter ainsi au milieu d'une société qui se respecte. Enfin, vous avez tous bu outre mesure... »

D'unanimes protestations se font entendre; mais l'opérateur ne s'en émeut pas, et il poursuit : « Vous voyez bien qu'aucun de vous ne peut se tenir d'aplomb... Vous titubez... vous allez tomber... »

En parlant ainsi, l'hypnotiseur simule les mouvements d'un homme en état d'ivresse : il trébuche, se penche à gauche, à droite, en fixant alternativement les sujets.

Au bout de quelques instants, les plus sensibles parmi ces derniers s'agitent légèrement. Aussitôt, l'opérateur s'approche d'eux et leur applique, pendant une ou deux secondes, le pouce sur le front, en leur balançant un peu la tête.

Bientôt, le branle est donné, et toute la chaîne se met en mouvement. Les uns tirent d'un côté, les autres de l'autre. L'hypnotiseur étend les bras et penche son corps dans un sens, en ayant soin de tituber de plus en plus.

En moins de deux minutes, tous les sujets sont devenus incapables de se tenir d'aplomb, et leur ivresse se manifeste de plus en plus fortement.

Si l'opérateur n'y mettait bon ordre, en soufflant rapidement sur le front de chaque sujet, la chaîne entière roulerait sur le plancher. Or, si celle-ci n'était composée que d'hommes, la scène serait simplement comique; mais quand, parmi les ivrognes, il y a des dames, on doit intervenir assez tôt pour empêcher la dégringolade générale.

UN SUJET FRILEUX

Nous avons dit, au commencement de ce travail, que les expériences d'hypnotisme, en général, devaient être faites par une température modérée, mais plutôt chaude que froide. C'était sans doute là une recommandation superflue, puisque, dans les salons, il est assez rare qu'on grelotte. L'expérience suivante présente donc un intérêt particulier.

L'opérateur s'approche d'un sujet, et lui dit, de l'air le plus sérieux :

— Ne trouvez-vous pas qu'il fait froid ici ?

— Ma foi, non; je trouve, au contraire, qu'il fait très chaud.

— Eh bien, vous avez de la chance, car, moi, je suis absolument gelé.

Et l'hypnotiseur relève le col de son vêtement, affecte d'avoir des frissons, souffle dans ses mains, etc.

Puis, il poursuit :

— Comment, vous n'avez pas froid?... Mais, si, vous avez froid... vous grelottez vous-même...

Tout à coup, le sujet avoue qu'en effet il ne fait pas chaud du tout. Il commence par boutonner son habit; puis il relève, à son tour, le col de son vêtement, souffle dans ses mains, bat la semelle, etc., etc ; en un mot, il se comporte exactement comme il le ferait par une température sibérienne, et paraît souffrir énormément du froid.

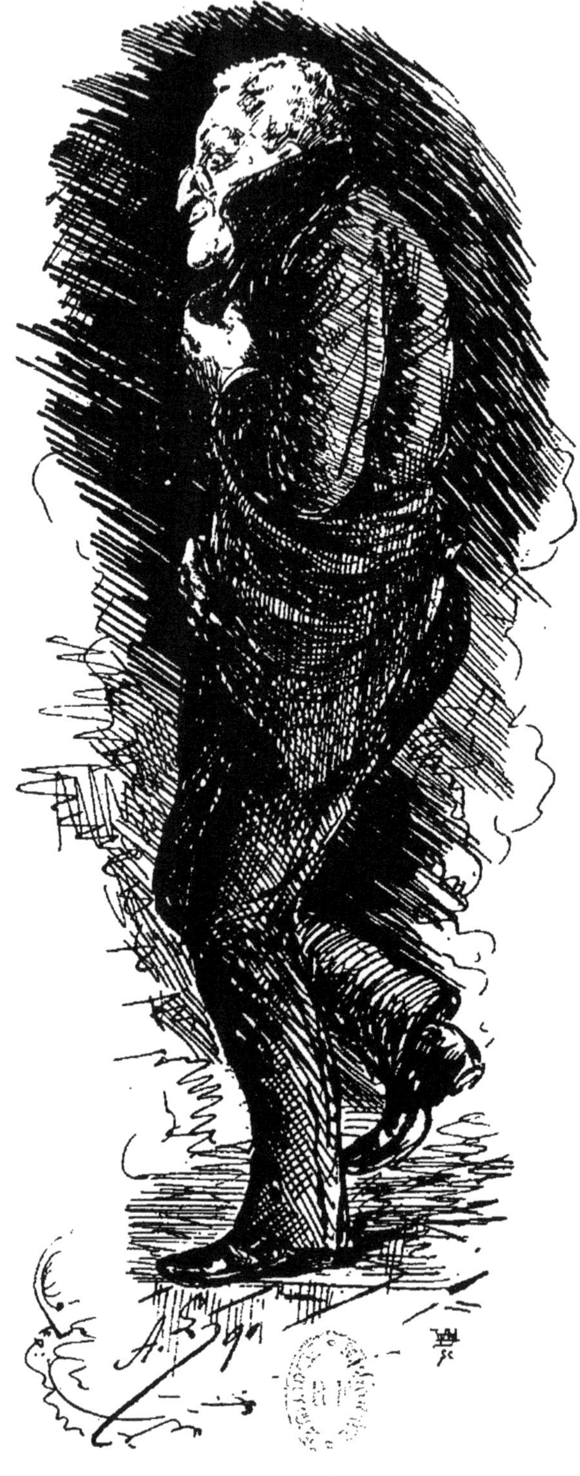

FIG. 17.

UN SUJET QUI A TROP CHAUD

En général, nous choisissons, pour cette expérience, le sujet sur lequel nous avons fait la précédente. Sans même lui donner le temps de regagner sa place, et alors qu'il est encore, en quelque sorte, sous l'impression de la sensation du froid qu'il vient d'éprouver, nous lui disons :

— Eh bien, c'est drôle, tout de même : voilà que, maintenant, j'ai horriblement chaud, j'étouffe.

L'hypnotisé nous regarde avec une certaine anxiété; il n'est pas trop surpris de la brusque variation de nos sensations, car son *impressionnabilité* (au point de vue hypnotique, bien entendu) est devenue telle, par suite de toutes les épreuves auxquelles il a été soumis, que nous l'influençons instantanément.

En même temps que nous lui déclarons que nous avons chaud, nous déboutonnons successivement notre redingote et notre gilet; puis, nous prenons notre mouchoir, et nous faisons semblant de nous éponger le visage, en répétant : « Oh! qu'il fait donc chaud ici!... j'étouffe. »

— Alors, vous ne trouvez pas qu'il fait chaud? demandons-nous en même temps à l'hypnotisé, en le regardant fixement... Mais vous aussi vous avez chaud... vous suez même à grosses gouttes.

Le malheureux tire alors son mouchoir et s'essuie à son tour le visage.

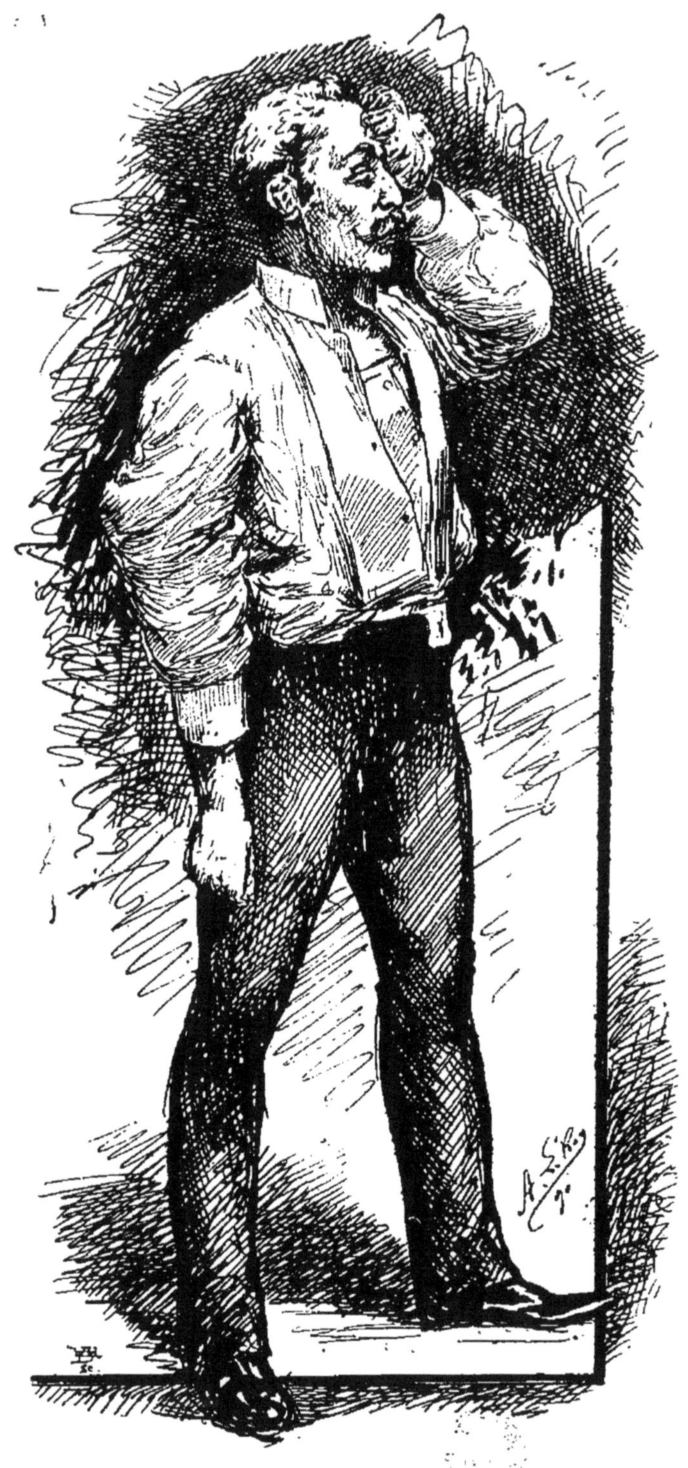

FIG. 18

— Oh! mais oui, dit-il enfin... il fait trop chaud dans cette pièce.

Et, sans y être invité, il déboutonne son vêtement et son gilet; puis il enlève sa cravate et déboutonne sa chemise.

Pendant ce temps, il ne cesse de pousser des soupirs, comme si la chaleur le suffoquait, et son visage ne tarde pas à être couvert de sueur.

Alors, il ne s'occupe plus ni de l'opérateur, ni des personnes présentes, car il n'a plus conscience de ce qu'il fait; il finit même par enlever son vêtement et son gilet, et il s'apprête à enlever tantôt sa chemise, tantôt son pantalon.

Sans perdre un instant, l'opérateur va à lui et lui souffle fortement sur le front, pour éviter un scandale.

UN SUJET QUI SE DÉSHABILLE [1]

Les expériences de *suggestion* ont, sur toutes celles qui précèdent, l'immense avantage de causer beaucoup moins de fatigue à la fois à l'opérateur et au sujet, puisque les paroles seules suffisent en général pour obtenir ce que l'on désire. Si nos lec-

(1) Nous avons décrit cette expérience au chapitre de la *contracture*, mais nous croyons devoir y revenir ici, puisqu'elle s'obtient plus facilement par la *suggestion*.

teurs veulent bien se reporter au chapitre de la *contracture*, ils verront que celle qui consiste à forcer quelqu'un à se déshabiller demande à la fois beaucoup de temps et beaucoup d'efforts. Or, rien n'est plus simple que d'obtenir ce résultat par la suggestion. En voici la preuve :

L'opérateur s'approche d'un sujet et, lui appliquant un pouce sur le front, il lui dit :

— Alors, vous voulez vous déshabiller !

— Mais non...

— Je vous dis que vous voulez vous déshabiller... Allons, déshabillez-vous tout de suite !

L'hypnotisé reste un moment hésitant, puis il se débarrasse, le plus vite qu'il peut, de sa redingote, de son gilet. Au moment où il va s'attaquer à sa chemise ou à son pantalon, l'opérateur intervient et le dégage en lui soufflant sur le front.

Nous devons faire remarquer que l'hypnotiseur retire son pouce dès qu'il constate que la suggestion est faite, c'est-à-dire, en général, quand le sujet se montre prêt à faire ce qui lui est commandé.

OH ! LE JOLI BOUQUET !

Pour cette expérience, il nous paraît préférable de s'adresser à une dame, car il s'agit d'obtenir, entre autres choses, un jeu de physionomie qui sied admirablement aux jolies femmes.

— Madame, aimez-vous les belles fleurs ? demande-t-on.

— Certainement, monsieur.

— Eh bien, voyez le joli bouquet que je tiens à la main.

En parlant ainsi, l'hypnotiseur fait semblant de tenir un bouquet à la main et d'en respirer le parfum, mais il a soin de regarder fixement le sujet.

Celui-ci commence par ouvrir de grands yeux, car il n'aperçoit rien ; mais l'instant d'après, la suggestion étant faite, il répond :

— Oh ! en effet, il est magnifique.

— Désirez-vous que je vous en fasse cadeau ?

— Certainement, monsieur.

— Eh bien ! le voici.

Et l'hypnotiseur tend à la dame le bouquet imaginaire.

Elle ouvre sa main pour la refermer aussitôt, comme si elle l'avait saisi, l'approche de son nez, déclare qu'il embaume, le tourne et le retourne dans tous les sens, écarte les fleurs, etc., etc. ; en un mot, elle se comporte exactement comme si elle tenait réellement un bouquet.

L'illusion dure autant que le permet l'opé-

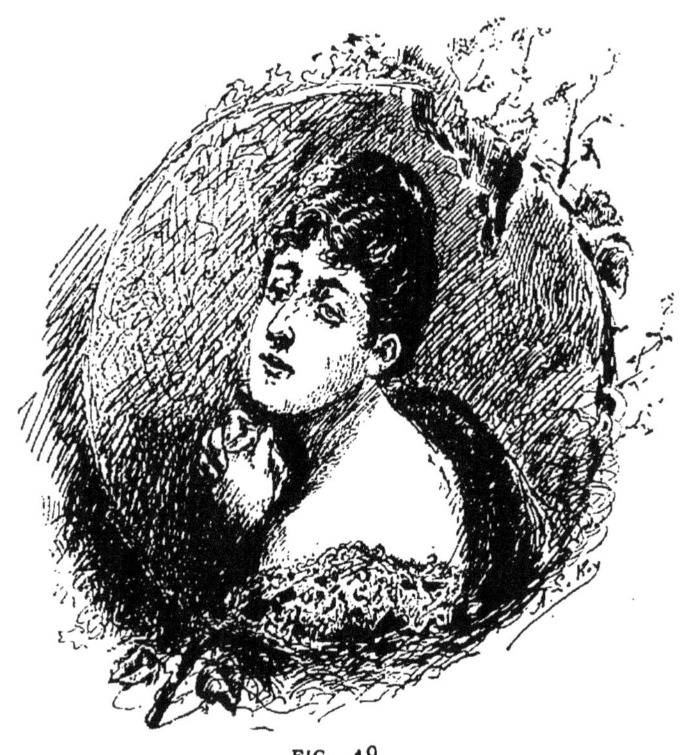

FIG. 19.

rateur, qui y met fin en soufflant sur le front.

LE TOUTOU

Encore une expérience qui sied admirablement aux dames, celles-ci ayant en général un faible pour les petits chiens.

— Voyez-vous ce mignon toutou? interroge l'opérateur, en s'adressant à une hypnotisée, et en faisant mine d'appeler un chien.

La dame regarde, mais elle commence par ne rien voir. Pourtant, au bout de quelques secondes, — l'opérateur continuant son manège, — la suggestion est faite, et le sujet se dirige du côté que lui indique le regard de l'hypnotiseur.

— Oh ! voyez, voyez, comme il est donc joli ! déclare alors celui-ci, et se baissant, il feint de caresser l'animal.

La dame suit son exemple, et, finalement, elle prend le chien dans ses bras, retourne à son fauteuil et agit absolument comme si elle avait un toutou sur ses genoux.

Si l'hypnotiseur lui dit de le couvrir parce qu'il a froid, elle l'enveloppe de son mieux dans les plis de sa robe.

Il est on ne peut plus facile de varier cette expérience. L'opérateur n'a, pour cela, qu'à suggérer au sujet d'appeler et de recueillir un pauvre petit oiseau qu'il fait semblant d'apercevoir en l'air, et toutes autres fantaisies de ce genre. Il peut être assuré d'avance d'un succès complet.

LE SERPENT

Les dernières expériences ont pour but d'inspirer au sujet des sentiments ou des sensations agréables ; or, on peut tout aussi bien lui inspirer des sentiments contraires, par exemple celui de la frayeur.

« Oh! voyez donc cet affreux serpent ! s'écrie tout à coup l'opérateur, en s'adressant à son sujet et en faisant mine de reculer d'horreur. »

Le sujet est presque instantanément en proie à une véritable frayeur. Il se recule en suivant des yeux les mouvements tortueux d'un serpent imaginaire.

Au lieu d'un serpent, on peut suggérer la présence d'un loup ou d'un tigre, d'un lion,

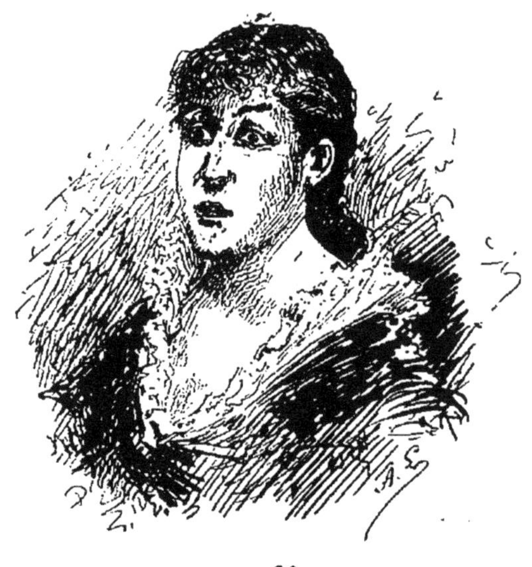

FIG. 20.

etc., l'effet produit sera absolument le même.

Nous conseillons, toutefois, d'arrêter le plus tôt possible cette expérience, surtout si le sujet est une femme, et cela pour des raisons d'ordre physiologique dont nos lecteurs devinent aisément la nature.

LE SUJET-CHAT

Puisque nous avons mêlé une foule d'animaux à nos dernières expériences, il nous paraît intéressant de les faire intervenir encore une fois, pour une épreuve spéciale de suggestion qui obtient en général un grand succès.

L'opérateur s'approche d'un sujet et lui dit, de l'air le plus sérieux :

— Pourquoi donc ne miaulez-vous pas ?

— Mais je ne suis pas un chat, je pense ! répond l'hypnotisé.

— Comment? vous n'êtes pas un chat, dites-vous? Mais si, vous en êtes un, et je vous ordonne de miauler sur-le-champ.

Si le monsieur fait le récalcitrant, l'opéra-

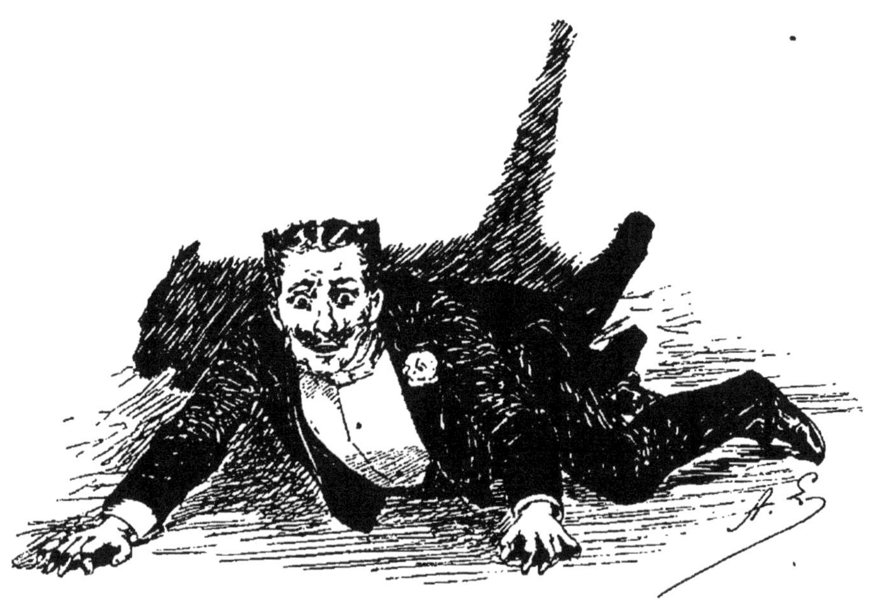

FIG. 21.

teur lui applique un pouce sur le front, en lui répétant un certain nombre de fois :

— Vous êtes un chat, vous dis-je! Allons, puisque vous êtes un chat, dépêchez-vous de miauler.

Tout à coup, le sujet exécute une série de miaulements.

Si l'hypnotiseur veut pousser plus loin l'expérience, il lui suggère de ronronner, de faire sa toilette, etc., et l'hypnotisé obéit.

Il va sans dire qu'on peut tout aussi bien suggérer aux sujets qu'ils sont des chiens, des ânes, etc., etc. ; et, alors, ils se mettent à aboyer, à braire, etc.

Il nous arrive même, quand nous avons sous la main un certain nombre de personnes préparées, de transformer le salon en une véritable ménagerie, excessivement bruyante, en suggérant à chacune d'elles qu'elle est un animal dont elle doit, dans la limite du possible, imiter les cris et les manières.

DEUX ET DEUX FONT CINQ

— Êtes-vous fort en arithmétique ? demande tout à coup l'opérateur à un sujet entraîné.

Et, comme celui-ci est étonné de la question, l'hypnotiseur reprend :

— D'ailleurs, nous allons nous en assurer. Voyons, combien font deux et deux ?

— Quatre.

— Oh ! vous n'avez pas honte ? Vous ne savez même pas que deux et deux font cinq !... Allons, combien font deux et deux ?

— Quatre ! répond avec assurance le sujet.

— Je vous dis que deux et deux font cinq ! s'écrie l'hypnotiseur, et il applique un moment son pouce sur le front de l'hypnotisé. Puis, il pose de nouveau la question.

— Deux et deux font cinq ! finit par dire le sujet qui, sur interrogation, n'hésite pas à déclarer qu'il n'a jamais cru que deux et deux faisaient quatre.

Bien entendu, on peut tout aussi facilement arriver à faire dire à l'hypnotisé que deux et deux font un, ou cent ou vingt-cinq ; que cent et cinquante font trois, etc., etc.

On peut varier à l'infini ces expériences sur le calcul, et rien n'est plus aisé que de suggérer à un sujet qu'il ne parviendra pas à compter jusqu'à dix sans se tromper, car il en sera en effet incapable.

MUTISME

BÉGAIEMENT, SURDITÉ ET CÉCITÉ

PAR SUGGESTION

Au chapitre de la contracture, nous avons indiqué le moyen de provoquer le mutisme, le bégaiement, la surdité et la cécité. Or, ces *infirmités* s'obtiennent sans attouchement par la suggestion.

Il suffit de déclarer à un sujet, — en le lui répétant plusieurs fois, si cela est nécessaire, — qu'il est muet, qu'il ne peut pas prononcer deux syllabes sans bégayer ; qu'il est sourd comme un pot, ou complètement aveugle, pour lui paralyser entièrement ou partiellement la langue, pour lui crier dans l'oreille sans qu'il entende le moindre son, pour qu'il devienne incapable de voir ce qui se passe sous ses yeux.

CORRUPTION DU GOUT

S'il s'agit d'une dame, on lui présente un verre d'eau, et on l'invite à le vider en lui disant que c'est du rhum, de l'absinthe ou toute autre liqueur forte.

Dès que le sujet a porté le verre à ses lèvres, il fait une horrible grimace, en déclarant que ce liquide est trop fort, qu'il lui est impossible de l'avaler.

Si l'opérateur insiste pour qu'elle le boive, la dame obéit à contre-cœur, et elle n'avale l'eau que par petites gorgées, en déclarant sans cesse que ce rhum ou cette absinthe lui brûle la langue et le gosier, et en renouvelant ses grimaces de dégoût.

S'agit-il d'un homme, on fait l'inverse : on lui offre une liqueur très alcoolisée dans un petit verre, et on lui dit que c'est de l'eau : il l'avale aussitôt sans manifester la moindre sensation désagréable.

Après les liquides, on passe aux solides, en ne négligeant jamais de recourir à l'application du pouce sur le front, quand les sujets se montrent rebelles à la suggestion : on fait manger une tranche de citron pour une tranche d'orange ; une pêche pour une pomme de terre crue ; une figue pour un oignon, etc., etc., et, chaque fois, le sujet témoigne sa satisfaction ou sa répugnance, selon que ce qu'il *croit* manger est ou non appétissant.

Nous désapprouvons entièrement ceux de nos confrères qui font manger des oignons, des gousses d'ail, des pommes de terre crues, etc., bien que nous n'ignorions pas que ces aliments pris en petite quantité ne peuvent faire aucun mal. Mais, pourquoi ne pas se contenter de faire faire la grimace aux sujets qui mangent un fruit savoureux parce qu'ils croient manger quelque chose de très mauvais ? Il nous semble que l'épreuve est tout aussi concluante.

PERVERSION DE L'ODORAT

On présente au sujet un flacon renfermant un suave parfum. Il le débouche et le porte à son nez. A ce moment, l'opérateur lui dit :

— C'est de l'ammoniaque, ça va vous piquer les yeux.

— Oh ! que ça sent mauvais ! s'écrie sur-le-champ l'hypnotisé, en se débarrassant du flacon, et en se préparant à s'essuyer les yeux avec son mouchoir.

Nous ne voyons pas d'inconvénients à ce qu'on fasse l'épreuve contraire, c'est-à-dire qu'on présente de l'ammoniaque, de la benzine, ou tout autre liquide dégageant une odeur désagréable, pour un parfum recherché ; mais nous conseillons de ne pas faire durer l'épreuve.

SYMPATHIE ET ANTIPATHIE

Voici une catégorie d'expériences que nous sommes peut-être le seul à avoir tentée — et toujours réussie — à *l'état de veille.* Nos confrères n'y ont recours que par ce qu'ils appellent la *suggestion post-hypnotique*, c'est-à-dire par suggestion faite pendant le sommeil nerveux, et qui doit se manifester plus ou moins longtemps après le réveil.

Nous remplaçons le sommeil par la simple application du pouce sur le front du sujet, et nous obtenons exactement les mêmes résultats que si nous l'avions plongé dans le sommeil nerveux.

Pour rendre l'expérience plus intéressante, on choisit autant que possible, parmi les hypnotisés, un couple de jeunes mariés ayant la réputation de s'aimer beaucoup ; à défaut d'un couple de ce genre, on s'adresse à des fiancés, ou encore à deux personnes qui passent pour éprouver l'une pour l'autre des sentiments très affectueux.

L'opérateur s'adresse successivement aux deux amoureux, et il leur suggère qu'ils se détestent cordialement. Après les protestations toutes naturelles que doit provoquer une *affirmation* de ce genre, affirmation si contraire à la réalité, les sujets commencent par se faire la moue, par se fuir, et, si le hasard ou toute autre circonstance les rapproche, ils s'invectivent avec la dernière violence. Les choses prennent même, parfois, une telle tournure, que l'hypnotiseur se voit obligé d'intervenir et de dégager brusquement les sujets.

Dès lors, l'expérience contraire est absolument indiquée : si, parmi les personnes entraînées, il y en a deux qui, comme on dit, ne peuvent pas se sentir, l'opérateur leur suggère non de faire la paix, mais de se comporter, à l'égard l'une de l'autre, comme si elles étaient intimement liées. Et ces deux ennemis de tout à l'heure échangent, de bonne foi, les compliments les plus flatteurs.

Il va de soi qu'il n'est pas nécessaire de s'adresser uniquement à des sujets qui s'adorent ou qui se détestent ; on obtient les mêmes résultats avec ceux qui n'éprouvent, l'un pour l'autre, que des sentiments de parfaite indifférence.

Dans la suggestion à l'état de veille, on peut faire une remarque bizarre, c'est que certains sujets, dès qu'ils sont dégagés, ne conservent aucun souvenir de ce qu'ils viennent de faire ; d'autres, au contraire, n'en ont pas oublié le plus petit détail.

En thèse générale, on pourrait, jusqu'à un certain point, soutenir que les sujets entraînés depuis longtemps, appartiennent à la première catégorie, tandis que la seconde est, en quelque sorte, le privilège de ceux qui n'ont été hypnotisés que rarement. Mais, dans ces deux catégories, on constate de nombreuses exceptions; il est donc aussi difficile d'établir une règle absolue que de déterminer les causes de cette diversité. C'est, d'ailleurs, là, un point secondaire; seulement, en parlant tout à l'heure du *privilège* dont jouissent ceux qui appartiennent à la catégorie des sujets qui se souviennent de tout ce qui s'est passé, nous avons entendu faire comprendre à nos lecteurs que les expériences d'hypnotisme n'offrent, naturellement, aucun danger quand elles sont faites en société, mais qu'elles pourraient entraîner des abus si elles avaient lieu en l'absence de témoins...

*
* *

Pour en revenir à la question de la suggestion de sentiments sympathiques ou antipathiques, et pour terminer ce chapitre, nous allons décrire une expérience typique qui résumera, jusqu'à un certain point, tout ce que nous avons dit sur ce sujet.

L'opérateur choisit deux dames : il suggère à l'une qu'elle est un homme, et fait, toujours par suggestion, partager cette opinion par l'autre.

Il peut, il est vrai, s'entendre avec cette dernière pour qu'elle consente à feindre de croire que la première est réellement un homme, et à jouer son rôle en conséquence. Toutefois, il est préférable de les hypnotiser toutes deux.

Les sujets étant ainsi préparés, l'opérateur invite l'*homme* à faire la cour à sa compagne, et, alors, on assiste à la scène que nos lecteurs devinent aisément : le *galant* fait une belle déclaration d'amour à la dame, qui s'en montre enchantée, et qui y répond de son mieux.

L'expérimentateur doit dégager les sujets dès qu'il constate que l'*amoureux* se montre trop entreprenant, et cela est d'autant plus nécessaire que les hypnotisées se figurent être absolument seules, et ne remarquent rien de ce qui se passe autour d'elles.

L'EXTASE

Nous avons gardé « pour le bouquet » une expérience de suggestion qui demande un soin particulier, et qui ne doit être faite que sur une femme, sinon jolie, du moins ayant beaucoup d'expression dans le regard.

Pour éviter au sujet une partie de la fatigue, l'opérateur l'invite à se mettre à genoux sur un tapis bien moelleux, ou sur un « pouf ». Cela fait, il lève lentement les bras et les yeux vers le plafond et attend. Au bout de quelques secondes, les yeux de l'hypno-

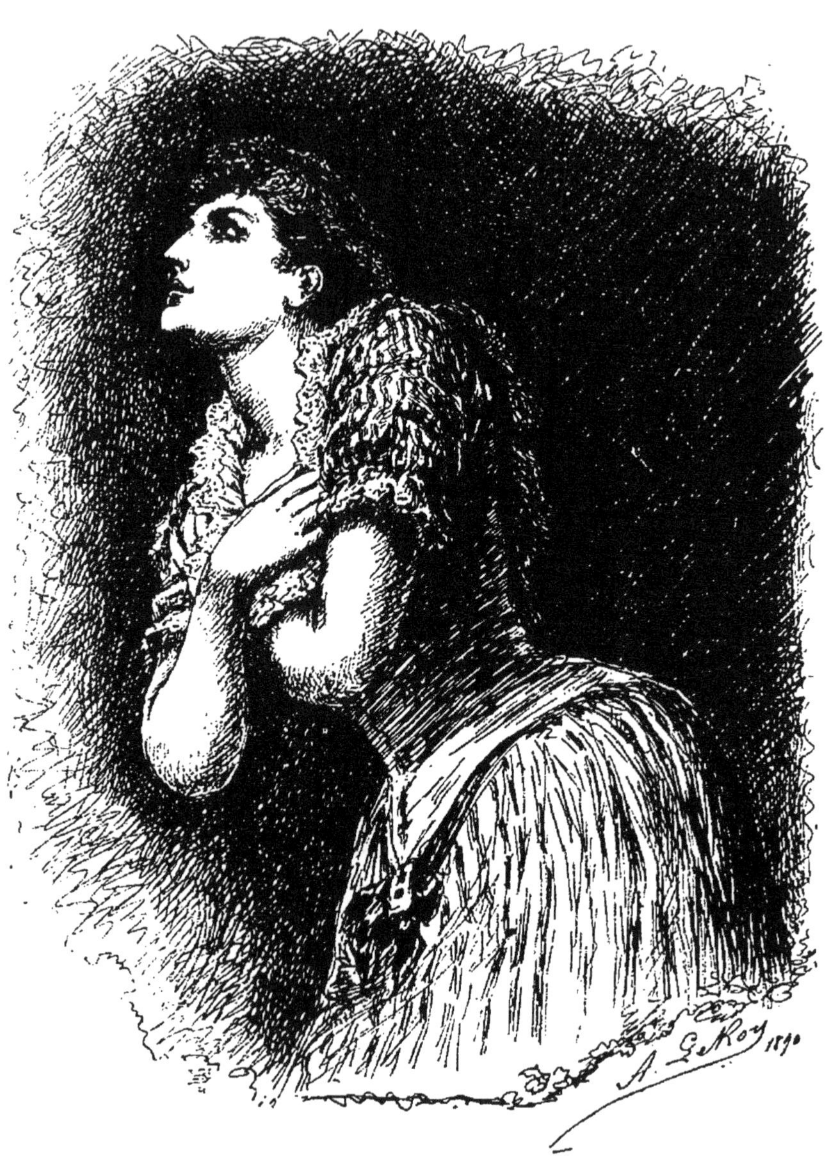

FIG. 22.

tisée se portent dans la même direction. Aussitôt, l'hypnotiseur prononce quelques paroles dans le genre de celles-ci :

— Voyez ces anges, voyez ces chérubins... Comme ils sont jolis !... Les voyez-vous ?... Tenez, là-haut...

— Oh ! oui, répond tout à coup le sujet, et un merveilleux sourire se peint sur son visage, tandis que ses yeux expriment un sentiment de bonheur infini.

Puis, brusque changement de tableau.

— Voyez-vous ce pauvre petit orphelin ? répond l'opérateur... Il pleure... Il a perdu son père et sa mère.

A ces mots, la physionomie du sujet prend une expression de navrante tristesse, et ses yeux se mouillent de larmes.

Sans dégager l'hypnotisé, l'opérateur prie l'un des assistants d'aller jouer deux morceaux sur le piano : le premier très gai, le second lugubre.

Dès les premières notes, la dame sourit; elle prête l'oreille, et son visage finit pas exprimer la joie la plus vive. Mais déjà l'air lugubre retentit, et l'expression de joie cesse pour faire de nouveau place à la tristesse.

Les jeux de physionomie qu'on obtient ainsi sont vraiment remarquables, et nous ne saurions trop recommander ces expériences d'extase, qu'on peut varier à l'infini.

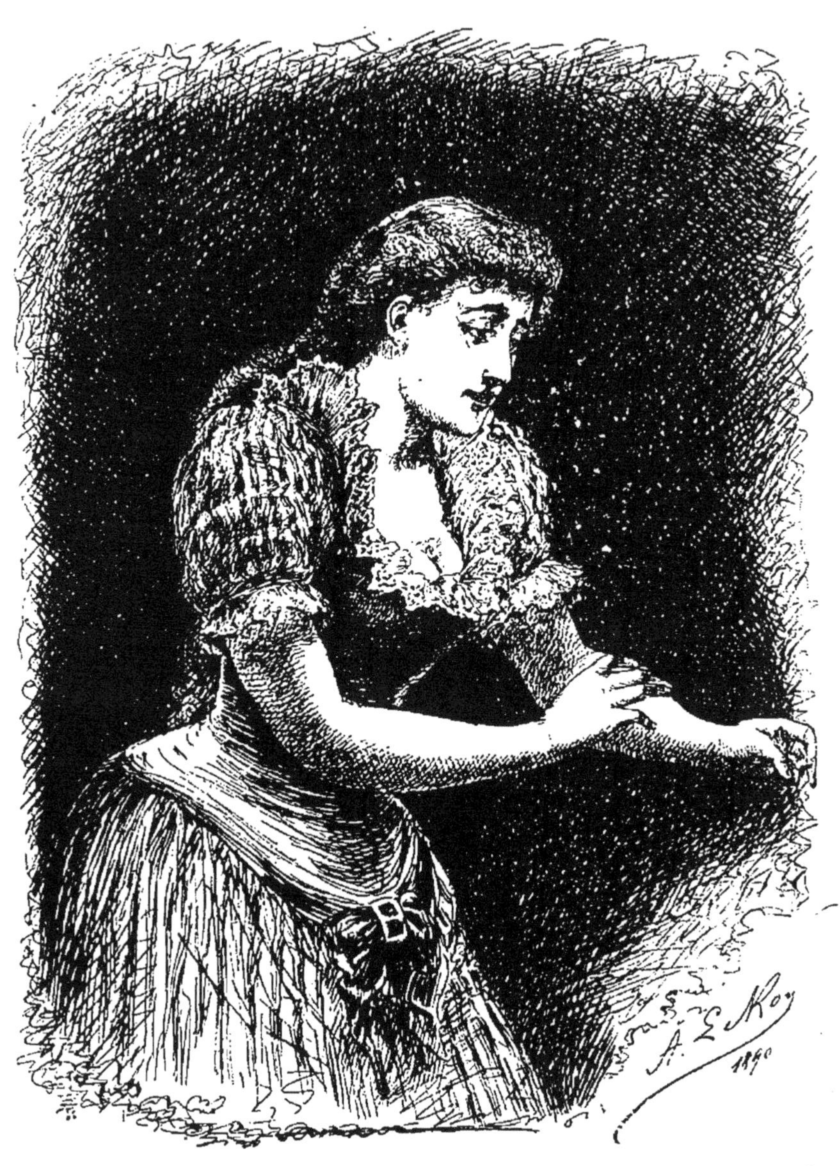

FIG. 23.

TRANSMISSION DE LA PENSÉE

De toutes les expériences que nous avons décrites, il n'en est aucune qui réclame autant d'attention de la part de l'opérateur que celle de la transmission de la pensée. D'autre part, il n'en est pas, croyons-nous, qui soit plus capable de faire naître sur les lèvres des spectateurs des sourires d'incrédulité.

Il est vrai que, dans une société d'amis, et même dans un salon où tout le monde se connaît, toute idée de compérage peut facilement être écartée; mais, dans les séances publiques, ceux-là seuls sont convaincus qui ont pris une part directe à l'expérience, et encore beaucoup de ces derniers sont tout portés à croire qu'il y a un « truc » caché.

Nous avons donc longtemps hésité avant de nous décider à parler de l'épreuve de la transmission de la pensée; mais, comme cet ouvrage s'adresse surtout à des hypnotiseurs-amateurs qui n'ont aucun intérêt à mystifier leur monde, nous allons indiquer la façon de procéder sans nous inquiéter autrement des haussements d'épaules des sceptiques.

Après avoir fixé son choix, qui doit toujours porter sur un sujet qui s'est montré particulièrement sensible, l'opérateur appelle dans un coin tous les autres assistants, y compris les sujets, et les invite à arrêter, d'un commun accord, et à voix basse, l'acte qu'ils veulent voir accomplir par l'hypnotisé. Cet acte peut varier à l'infini, mais il faut, bien entendu, qu'il soit possible à exécuter. Le sujet devra, par exemple : tirer la barbe à tel ou tel monsieur; aller regarder l'heure à la montre d'un autre; remonter la pendule, éteindre une bougie déterminée; ouvrir la porte; se mettre au piano; aller embrasser quelqu'un, remuer un siège; se verser un verre d'eau, etc., etc.

Pour éviter toute suspicion, l'hypnotiseur doit éviter d'influencer le choix des personnes présentes; il est même préférable qu'il s'éloigne d'elles, et qu'il ne se rapproche pas avant qu'on le rappelle pour lui faire connaître, à *l'oreille*, ce qu'on attend de lui.

Supposons qu'il ait à faire prendre par le sujet un livre déterminé sur une table. Il fait signe à l'hypnotisé de rejoindre le groupe, et, après lui avoir appliqué la main gauche sur la sienne par la face palmaire, il la recouvre de sa main droite, en exerçant une *faible* pression. Pour éviter une fausse interprétation, nous ferons remarquer que, dans ces conditions, la main gauche du sujet est, pour ainsi dire, emprisonnée entre celles de l'opérateur.

Aussitôt, celui-ci fait appliquer un bandeau sur les yeux de l'hypnotisé, toujours dans le but d'éviter qu'on puisse croire qu'il va le guider par le regard. Cela fait, il lui dit :

« Maintenant, vous allez suivre votre inspiration : s'il vous vient à l'idée de faire une chose, quelle qu'elle soit, vous la ferez. »

A partir de ce moment, l'opérateur doit *penser* uniquement à l'acte que doit accomplir le sujet, et, pour éviter à ce dernier, ainsi qu'à lui-même, toute distraction, il est bon que les assistants se tiennent immobiles et observent le plus profond silence.

Après quelques hésitations, le sujet se met en marche; il ne va pas toujours directement vers le but qui lui est assigné mentalement, mais l'hypnotiseur, qui le suit en lui tenant toujours la main, doit se garder soigneusement de chercher à l'influencer par toute pression de ses propres mains, car il risquerait fort de le dérouter en croyant le mettre sur la voie.

L'hypnotisé tâtonne plus ou moins longtemps ; il fait, parfois, le tour de la pièce, d'un pas lent ; il s'arrête assez souvent, mais il finit par se rapprocher de la table, et, s'il s'en éloigne, on peut remarquer que ce n'est qu'à regret. Enfin, il revient vers ce meuble, touche distraitement les objets qui y sont étalés ; puis, brusquement, il s'empare du livre indiqué à l'hypnotiseur.

L'expérience est terminée, et il n'y a plus qu'à enlever le bandeau.

La transmission de la pensée réussit toujours, à l'état de veille, quand on se conforme aux conseils que nous venons de donner ; mais elle demande beaucoup moins de soins à l'état de sommeil nerveux.

FASCINATION

Nous avons déclaré, au commencement de ce travail, que nous n'étions nullement partisan de la fascination, et nous avons expliqué pourquoi : bien que les fascnateurs arrivent avec beaucoup moins de fatigue aux résultats que nous obtenons nous-mêne, on doit proscrire leurs procédés parce qu'ils ne sont pas exempts de dangers.

Nous ne dirons donc que quelques mots de la fascination : celle-ci consste à fixer brusquement une personne, *hypnotisable*. Au bout de quelques secondes, ses yeux deviennent hagards, et elle entre bientôt dans un état d'inconscience qui en fait une machine docile à tous les caprices de l'opérateur.

Quand on emploie la fascination sur des sujets très sensibles ou entraînés depuis longtemps, l'éclat des yeux de l'hypnotiseur les attire instantanément vers lui, et il doit les dégager immédiatement, en leur soufflant sur le front, s'il ne veut pas s'exposer à être renversé brutalement.

Mais c'est à tort que les fascinateurs prétendent qu'un corps brillant (les yeux, par exemple) est nécessaire pour fasciner les sujets. En effet, pour démontrer leur erreur, il nous suffira de dire que, dans le cours de nos expériences, nous présentons brusquement un pouce devant les yeux du sujet (à quelques centimètres) et, aussitôt, nous constatons qu'il est fasciné par ce doigt, qui n'a rien de brillant. Il est si bien fasciné que, si nous nous éloignons, l'hypnotisé nous suit partout, sans vouloir ni pouvoir en détacher ses yeux, et, pour nous débarrasser de lui, nous devons lui souffler fortement sur le front.

L'expérience, ainsi faite, ne présente aucun danger.

DU SOMMEIL NERVEUX

Puisque nous avons entrepris un travail sour l'hypnotisme à *l'état de veille*, — que les étymologistes ne se moquent pas de ce contre-sens! — nous n'avons pas à nous étendre sur ce qu'on peut obtenir par le sommeil provoqué ou sommeil nerveux. D'autre part, il faut une grande pratique des choses de l'hypnotisme pour se livrer aux expériences, car, en dehors de la question du réveil, qui est, parfois, assez compliquée, — certains sujets se complaisant dans l'état anormal où ils se trouvent plongés, refusent d'en sortir pendant de longues heures, — il se produit assez souvent des crises nerveuses que les débutants seraient incapables de conjurer.

Nous n'ignorons pas que le chapitre de la suggestion post-hypnotique est particulièrement attrayant, mais nous réservons cette question et les expériences qu'elle comporte pour un prochain ouvrage

FIN

TABLE DES MATIÈRES

ÉMILE COLIN — IMPRIMERIE DE LAGNY